健康合家欢

全科医生谈健康

主编 杨 森 于德华

上海科学技术出版社

图书在版编目（CIP）数据

健康合家欢：全科医生谈健康 / 杨森，于德华主编
. -- 上海：上海科学技术出版社，2024.6
ISBN 978-7-5478-6546-0

Ⅰ. ①健… Ⅱ. ①杨… ②于… Ⅲ. ①保健－基本知
识 Ⅳ. ①R161

中国国家版本馆CIP数据核字(2024)第050172号

健康合家欢：全科医生谈健康

主编 杨 森 于德华

上海世纪出版(集团)有限公司
上海科学技术出版社 出版、发行
（上海市闵行区号景路 159 弄 A 座 9F - 10F）
邮政编码 201101 www.sstp.cn
上海光扬印务有限公司印刷
开本 889×1194 1/32 印张 7
字数：160 千字
2024 年 6 月第 1 版 2024 年 6 月第 1 次印刷
ISBN 978 - 7 - 5478 - 6546 - 0/R·2969
定价：48.00 元

　　本书由长期从事临床一线工作的全科医师编写,从大众最为关心、最迫切需求的健康知识切入,解答健康管理、疾病管理等方面的疑问,并对临床上常见的自我保健和诊疗误区进行辨析。全书共分为23个专题,包含了心血管疾病、糖尿病、呼吸道疾病、脑卒中、帕金森病、认知障碍、失眠、便秘、骨质疏松等常见健康问题的相关知识,以及妇女儿童保健、合理用药、体检等常识。

　　本书以浅显易懂的语言,为读者提供了一个全面的、值得信赖的健康知识宝库。无论是日常健康保健,还是疾病的预防与管理,读者都能在本书中获得相关指导与帮助,进而提升健康意识、改善生活质量。

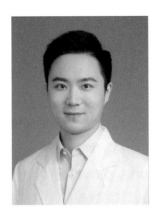

杨森

医学博士在读，同济大学附属杨浦医院全科医学科，主治医师

入选上海市青年科技英才扬帆计划

入选上海市"医苑新星"青年医学人才

同济大学附属杨浦医院全科医学科主任助理

2020年赴武汉雷神山参加抗击新型冠状病毒肺炎疫情驰援工作

2022年赴西藏参加医疗援藏工作

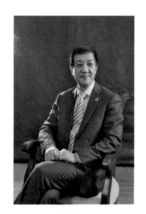

于德华

医学博士,同济大学教授,主任医师,博士生导师

上海市领军人才

同济大学附属杨浦医院全科医学科学科带头人

同济大学医学院全科医学系主任

上海市全科医学临床质量控制中心主任

上海市全科医学与社区卫生发展研究中心主任

编者名单

主编 杨　森　于德华

副主编 金　花　张含之

编者
（按姓氏笔画排序）

于德华　同济大学附属杨浦医院全科医学科

马　乐　同济大学附属杨浦医院全科医学科

马琳琳　同济大学附属杨浦医院全科医学科

计佩影　上海市杨浦区控江医院药剂科

石建军　同济大学附属杨浦医院全科医学科

史晓晓　同济大学附属杨浦医院全科医学科

刘亚林　上海市嘉定区嘉定镇街道社区卫生服务中心

杨　森　同济大学附属杨浦医院全科医学科

杨　蓉　同济大学附属杨浦医院全科医学科

张　敏　同济大学附属杨浦医院全科医学科

张含之　同济大学附属杨浦医院全科医学科

张倩倩　同济大学附属杨浦医院全科医学科

陈　阳　同济大学附属杨浦医院全科医学科

陈　晨　上海市静安区江宁街道社区卫生服务中心

陈青青　同济大学附属杨浦医院外科手术室

金　花　同济大学附属杨浦医院全科医学科

周英达　上海市普陀区真如镇街道社区卫生服务中心

钱　洁　同济大学附属杨浦医院临床心理科

徐　芬　同济大学附属杨浦医院健康管理中心

郭爱珍　同济大学附属杨浦医院全科医学科

葛许华　同济大学附属杨浦医院全科医学科

黎婉钰　上海市青浦区夏阳街道社区卫生服务中心

潘　莹　同济大学附属杨浦医院全科医学科

穆再排尔·穆合塔尔　上海市闵行区浦锦社区卫生服务中心

魏百川　上海市徐汇区枫林街道社区卫生服务中心

有健康，才有合家欢

健康状态，是所有工作的基本保障，更是家庭幸福的基础。

健康状态的维护，不能仅仅依赖医院的治疗手段，而是应由个人和家庭掌握主动权。让大众了解更多科学的健康管理知识，从而激发起个人和家庭的主观能动性，从"被动接受医疗"转变为"主动追求健康"，这是现代健康促进工作的发展趋势。

《健康合家欢：全科医生谈健康》是一本由全科医生编写的健康科普图书，强调以个人为核心、家庭为单位、社区为范畴开展健康管理，以图文并茂的方式和科学易懂的语言讲述健康管理知识，以期让读者提高主动健康管理意识，自我监测身体异常信号以早期发现疾病，了解常见疾病的治疗及康复方法和自我管理的手段，并在医务人员帮助下正确"吃、住、行"，减少健康危险因素对身体的危害，提高合理用药、合理诊疗的依从性。

本书体现了"以人为中心"的全科工作理念，关注躯体和心理的双重健康，提醒读者识别自我的"心理语言躯体化表现"，减少对精神问题的恐惧感；关注儿童、老年和女性等群体的健康问题；提倡以家庭为基础的整体健康管理和社会支持。

《健康合家欢：全科医生谈健康》编写团队有着共同的创作出发点：为每一个家庭提供健康科普知识。因为，有健康，才有合家欢！

一、 揭开心脏与血管的奥秘

二、"可防可治"的糖尿病

三、 关注呼吸健康,听听"肺腑之言"

四、 守护大脑,远离脑卒中

五、"晕头转向"如何防

六、知"帕"不怕

七、 走进轻度认知障碍

八、 应对失眠有妙招

九、保卫健康,远离胃癌

十、胃肠功能紊乱知多少

十三、 不能忽视的脂肪肝

十四、 警惕骨质疏松,远离骨骼健康的 "杀手"

十七、关爱儿童，呵护祖国的未来

十八、静护成长，与子同行

十九、合理用药，健康护航

二十、 护航生命,急救在身边

二十一、科学饮食,"吃"出健康

二十二、 健康心理，幸福人生

二十三、 体检那些事

一、揭开心脏与血管的奥秘

01 ▸ **高血压，距离我们有多远**

我国高血压最新调查数据显示，成人高血压患病率为 27.9%，也就是说每 3～4 名成人中就有 1 名高血压患者，同时患病率总体趋势还在逐渐增高。

那什么是高血压呢？最新的《中国高血压防治指南》对高血压的定义是：在未使用降压药物的情况下，测量 3 次（不在同一天）诊室血压值均高于正常，即诊室收缩压（俗称高压）≥140 mmHg 和（或）舒张压（俗称低压）≥90 mmHg，即可诊断高血压。

02 ▸ **降压标准，因人而异**

高血压的降压标准因不同患者而存在不同的控制标准。一般高血压患者，血压应降至 140/90 mmHg 以下；合并糖尿病、冠心病、心力衰竭、慢性肾脏疾病伴有蛋白尿的患者，如无明显不适，应降至 130/80 mmHg 以下；年龄在 65～79 岁的患者，血压应降至 150/90 mmHg 以下，如无明显不适，可进一步降至 140/90 mmHg 以下；80 岁及以上患者，血压应降至 150/90 mmHg 以下即可达标。

03 ▸ 护佑健康，及时降压

高血压如不及时治疗，会对身体健康造成严重威胁。高血压对人体的危害主要在于损害相应靶器官（引起典型病变的主要脏器）的动脉血管，如可引起动脉痉挛、动脉粥样硬化、动脉血管狭窄或堵塞等情况，最终影响靶器官的功能。

（1）若损害心脏，将导致心绞痛、心肌梗死、心力衰竭等疾病。

（2）若损害大脑，将会出现脑卒中、脑动脉瘤等疾病。

（3）若伤及肾脏，可出现多尿、夜尿增多等异常，更严重者甚至会出现肾功能衰竭，导致尿毒症。

（4）若损害视网膜，可导致视力下降或失明等疾病。

请注意，如发现血压升高，请不要焦急，早发现、早治疗、早预防，避免长期高血压引起的上述严重并发症才是维护健康的不二法门。

04 ▸ 降压药，何时停

（1）当高血压患者出现并发症，如左心室肥厚、心肌梗死时，血压可能降至正常，此时不需要再应用降压药物，可以停药。

（2）部分老年高血压患者由于年龄的增加，心肌收缩力降低，血压也可降至正常，此时也可以停服降压药物。

（3）部分轻症高血压患者，经过长期的体育锻炼、减肥、戒烟酒、清淡饮食、避免过度劳累等非药物治疗后，血压可恢复正常，降压药可减量甚至停用。

（4）对继发性高血压患者，查明病因并治愈原发病后，患者也可停用降压药物。

注意，停服降压药后仍要经常监测血压，一旦出现反弹性增高，还需要再次使用降压药物治疗。

05 ▸ 健康有道，降压有方

记住以下这些生活小妙招，让高血压控制得更快、更平稳。

（1）健康饮食：要饮食有节，荤素、粗细搭配，多食水果蔬菜，均衡营养。具体做法：①减少高胆固醇食物的摄入；②控制钠盐的摄入量；③控制糖分的摄入量；④多食用含不饱和脂肪酸、维生素、纤维素的食物，如葵花籽、芝麻、海带等；⑤多食用含钾、钙高的食物，如菠菜、香蕉、牛奶等。

（2）坚持运动：坚持适量的运动，控制体重，能提高体内有氧代谢。适宜的运动项目有散步、慢跑、游泳等。

（3）戒烟、戒酒，规律作息。

（4）注重心理健康：减轻精神压力，保持乐观情绪，注重心理健康。

（5）获得家庭支持：家人的鼓励、引导和支持，可以帮助我们共同面对高血压，改善健康状态。

06 ▸ 心脏病不等于冠心病

我们通常所说的心脏病其实是一大类心脏疾病的总称，而冠心病是心脏病的一个主要分支。

"冠心病"其实是冠状动脉粥样硬化性心脏病的简称。它的病变原因是冠状动脉（为心脏供应血液的动脉）发生了内膜增厚、脂肪沉积、纤维组织增生和钙质沉着，导致血管腔狭窄或闭塞，影响心肌血氧供应的一系列心脏病变（图1）。

冠心病的发生与饮食生活习惯和社会环境密切相关。常易导致冠心病的发病因素有：年龄（40岁以上）、性别（男性发病早于女性）、

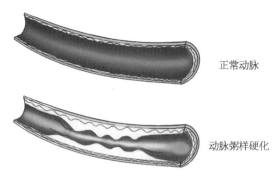

图1　正常动脉血管和动脉粥样硬化的血管比较

吸烟、肥胖等。同时患有高血压、高血糖、高血脂等疾病的患者出现冠心病的概率将明显升高。

07 ▸ 得了冠心病，不治会要命

当患有冠心病时，心脏血管会硬化狭窄或闭塞，无法提供人体足够的血液和氧气，可导致：①猝死：冠心病导致死亡的主要形式；②心绞痛：心脏相应部位的心肌缺血、缺氧；③心脏扩大：心脏结构被破坏，心脏代偿性增大；④心律失常：最严重的心律失常是心室颤动，最终可导致死亡；⑤心力衰竭：心脏结构和功能的减退。而心绞痛、心律失常、心脏扩大和心力衰竭等可以互为因果而同时存在。

如因冠心病导致长期血压升高不能缓解，还可导致脑出血、蛛网膜下腔出血等脑部血管疾病。因而，冠心病的危害将会随着病变部位、程度、血管狭窄发展速度、受累器官受损情况和有无并发症而不相同。提前做好预防则是应对冠心病的最佳方法。

08 ▸ 心绞痛，每一次发作都是"心的提醒"

心绞痛的形成原因是心脏血管狭窄或部分闭塞时，心肌的供血量减少。它常以发作性胸痛为主要表现,而这种胸痛常表现为压迫性、发闷或紧缩感。发生部位通常在胸骨后,也可出现在左前胸或放射到左侧手臂等位置。而且心绞痛发作时间一般不超过 30 分钟,多为 3~5 分钟。当休息时,心肌供血量相对稳定,能够维持心肌供需平衡,可表现为无症状或仅胸闷不适。而在体力劳动、情绪激动(如愤怒、焦急、过度兴奋等)、饱食、寒冷等诱因下,心脏的负荷增大,使心率增快,导致心肌耗氧量增加,狭窄的心脏血管供血不能满足心肌代谢需求,这时就会引起心绞痛。

若心绞痛发作,请立即停止当前的活动,静息休息,同时可舌下含服硝酸甘油片等药物缓解。建议患有冠心病的患者保持作息规律,合理饮食,戒烟限酒,避免精神紧张等健康生活方式来减少心绞痛发作。而当心绞痛发作不能缓解时应尽快到医院就诊,在医生的指导下治疗。

09 ▸ 冠脉支架能否撑起受伤的"心"

得了冠心病,很多人马上会想到安装心脏支架。但是否需要进行支架治疗,取决于患者冠状动脉狭窄病变的严重性。如果冠状动脉狭窄小于 50%,一般无须支架介入治疗。如果冠状动脉病变范围在 50%~75%,需进一步检查评估血管斑块是否稳定,再决定是否进行支架介入治疗。这些情况下,只需要进行生活方式干预和药物治疗,防止血管的狭窄进一步加重即可达到治疗目的。

一般情况下认为,如果患者冠状动脉狭窄达到 75% 以上,并且伴有心绞痛等症状的患者就需要安支架。事实上,心血管科医生还需要根据病变血管的位置、狭窄程度、供血心肌范围等来决定是否需要支架治疗,具体问题具体分析。例如,在没有心肌缺血证据的情况下,可应用血流储备分数(fractional flow reserve,FFR)来进行评估,当 FFR<0.75 时,可以考虑支架等介入治疗。

需要注意的是,其实安装冠脉支架并不能治愈冠心病,支架植入后仍需长期服药延缓疾病的进展,预防支架内血栓形成及再狭窄。

10 ▸ 保护心血管,从健康饮食开始

有研究表明,健康饮食可以有效地预防心血管疾病。而且在心血管疾病的治疗中,饮食治疗是一种非常重要的诊疗方式。

(1) 维持能量平衡,保持健康体重。肥胖是产生心血管疾病的重要影响因素,维持能量的摄入与消耗的平衡,保持健康体重有助于降低心血管疾病的风险。

(2) 多吃水果和蔬菜,选择多样化食物。水果和蔬菜含有丰富的膳食纤维,膳食纤维可以降低人体对胆固醇的吸收,降低心血管疾病的发病率。

(3) 多吃全谷物食品。保留了完整谷粒所具备的胚乳、麸皮、胚芽就属于全谷物食品。全谷物食品含有丰富的膳食纤维、矿物质及多种维生素,可以增加饱腹感,减少对其他食物的摄入。

(4) 选择优质蛋白质来源。蛋白质中含有丰富的氨基酸,可以降低高血压及动脉硬化的风险。蛋白质主要分为植物蛋白质和动物蛋白质,应优先选择植物蛋白质(主要包括豆类、坚果等)。

(5) 选用液体植物油和不饱和脂肪酸。用液体植物油(玉米油、大豆油、橄榄油等)来代替热带植物油(椰子油、棕榈油和棕榈仁油等)、动物油(黄油、猪油、牛油等)。成年人每日摄入液体植物油应≤20 g,且应定期替换食用油品种,同时应多摄入富含不饱和脂肪酸的食物,如鱼类、奶制品等。

(6) 不饮酒或限制饮酒量。饮酒不存在"安全剂量",建议不饮酒或限制饮酒量。如乙醇摄入量:成年男性<25 g/d(约合葡萄酒 250 mL或啤酒 750 mL)、成年女性<15 g/d。

(7) 限制含糖饮料及食物的摄入。通常含糖饮料是指添加糖含

量＞50%的饮品。蛋糕、冰淇凌、糕点等食物也含有较多的糖。

（8）选择低钠盐或无钠盐食物。《健康中国行动（2019—2030年）》提倡人均食盐摄入量≤5 g/d。

（石建军）

二、"可防可治"的糖尿病

在医学上,糖尿病是一组由胰岛素分泌缺陷和其生物学作用障碍引起的、以高血糖为特征的代谢性疾病。高血糖会引起一系列并发症,如心脏、脑、肾脏、眼底、血管、神经、糖尿病足等。糖尿病是一个无形的杀手,好多糖尿病患者会说"血糖高了,又没有啥感觉,没啥影响",可是一旦到了晚期,并发症都出现了,才追悔莫及。得了糖尿病,可以先去离得最近的社区卫生服务中心就诊,那里有经过专业化培训的全科医生,他们不仅会诊断糖尿病本身,还会关注您身体的其他症状、疾病、心理健康、家庭支持等,全面管理您的健康问题。关于糖尿病,您知道多少呢?

01 ▶ **糖尿病,离我们有多远**

糖尿病多见于成人,40岁以后起病常见,常合并有肥胖、高脂血症、高血压等疾病。患者多伴有不良生活习惯,如喜欢喝碳酸饮料、奶茶等含糖饮料,进食主食如米饭、馒头、泡饭等食量大,缺乏运动等,还有很多人喜欢喝酒,每天喝一瓶黄酒,殊不知酒类对血糖、血管的危害非常大。

在成人(大于18岁)中,具有以下任何一个及以上的糖尿病危险因素者均为高危人群:①年龄≥40岁;②有糖调节受损史(空腹血糖升高或餐后血糖升高);③超重(BMI≥24 kg/m²)或肥胖(BMI≥28 kg/m²)和(或)中心性肥胖(男性腰围≥90 cm,女性腰围≥85 cm);④静坐生活方式;⑤父母或兄弟姐妹中有2型糖尿病家族史;⑥有巨大儿生产史或妊娠糖尿病史的妇女;⑦高血压[收缩压≥140 mmHg 和(或)舒张压≥90 mmHg],或正在接受降压治疗;⑧血脂异常(HDL - C<0.91 mmol/L、TG≥2.22 mmol/L)或正在接受降脂治疗,动脉粥样硬化性心血管病(ASCVD)患者;⑨有一过性类固醇糖尿病病史者;⑩多囊卵巢综合征患者;⑪长期接受抗精神病药物和(或)抗抑郁药物治疗的患者。

大家可以参照以上几条看自己是否容易得糖尿病,如为高危人群,每年至少进行一次空腹血糖检查。

02 ▸ 了解糖尿病前期和糖尿病

正常血糖指空腹血糖(至少 8 小时没有进食)为 3.9～6.1 mmol/L,餐后 2 小时(从第一口饭开始算)血糖<7.8 mmol/L。简单来说,如您的空腹血糖超过 6.1 mmol/L,或餐后 2 小时血糖大于 7.8 mmol/L,您可能是糖尿病前期;如果空腹血糖超过 7.0 mmol/L,或者任意时间血糖大于 11.1 mmol/L,您可能得了糖尿病,如伴有多饮、多尿、多食、体重减轻等"三多一少"的症状,更要引起重视,早日去社区卫生服务中心找您的家庭医生就诊,进行糖尿病的早期筛查。

03 ▸ 得了糖尿病,控"糖"有方

糖尿病患者,一定要把自己的血糖控制在合理的范围内,至少空腹血糖小于 7.0 mmol/L,如果能低于 6.1 mmol/L 甚至更低则更好,餐后 2 小时血糖小于 10 mmol/L,高龄及合并症比较多、预期寿命短的患者可适当提高。首先,改变自己的不良生活方式,尽量不吃含糖饮料,减少主食摄入量,根据自身体重,确定总热量,主食量,基本每餐主食150 g 左右,可参照《中国居民膳食指南 2022 版》。可适当增加非淀粉类蔬菜、水果、全谷类食物,减少精加工谷类的摄入。还要改变暴饮

暴食、生活作息不规律、缺乏运动的不良生活方式,肥胖或超重患者一定要减重,至少减重 5%。更有很多患者不知道自己的糖尿病是长期大量喝酒导致的。至于水果,糖尿病患者是可以吃水果的,但要在血糖控制平稳的前提下,在两餐之间,每次要定量,每天 200～300 g 就足够了,正常人每天水果的摄入量也是那么多,但由于很多患者不知道一个苹果到底多重,一个香蕉多重,上午吃了一个苹果,下午又吃了别的水果,导致糖分超标,一个拳头大小的苹果基本就 250 g,如果想吃的种类多一点,建议跟家人分食,每种少吃点。在运动方面,因为运动会增强胰岛素的敏感性,门诊中很多患者每天都说有运动,其实只是散步,小区溜达溜达或下楼买买菜,这些根本起不到锻炼作用,推荐可以快走、慢跑、骑车等,做到微微出汗,心率轻度增加,起到锻炼心肺功能的作用。每天大约 7 000 步,每周 5 次,每次大于 30 分钟中等强度(50%～70% 最大心率,运动时有点费力,心跳和呼吸加快但不急促)的体育运动。

04 ▸ 糖尿病患者,做好这些检查很重要

患了糖尿病,根据自己的血糖情况进行空腹血糖及餐后 2 小时指尖血糖,这种简便易行且价格低廉,建议糖尿病患者家中一定自备指尖血糖检测仪。除此之外,每 3 个月检查糖化血红蛋白。每年还要进行身高、体重、BMI、肝肾功能、血脂、尿酸、心电图等检查,同时要进行糖尿病并发症的筛查,如糖尿病肾病患者,尿常规、肾功能、尿微量白蛋白;糖尿病视网膜病变需要查眼底照相;糖尿病下肢血管病变患者做下肢血管彩超,触摸足背动脉搏动;糖尿病神经病变可进行神经电图、神经传导速度等检查,至少每年 1 次。在平时的工作中,大多糖尿病患者在就诊时因为自身没有任何感觉而拒绝检查,最后出现了不可逆转的并发症,因此,要注重这些检查,以防不测。

糖尿病初期,有些患者通过饮食运动等生活方式3个月血糖仍不达标,开始药物治疗。常用药物如下:

(1) 磺脲类药物(格列美脲、格列齐特)。

(2) 双胍类(二甲双胍)。

(3) 格列奈类(瑞格列奈、那格列奈)。

(4) 噻唑烷二酮类(罗格列酮、吡格列酮)。

(5) α-糖苷酶抑制剂(阿卡波糖、伏格列波糖)。

(6) DPP-4抑制剂(西格列汀、利格列汀、阿格列汀等)。

(7) SGLT-2抑制剂(达格列净、恩格列净、卡格列净等)。

(8) GLP-1激动剂(利拉鲁肽、艾塞那肽、利司那肽等)。

(9) 餐时胰岛素:①短效人胰岛素(RI);②超短效胰岛素类似物(门冬胰岛素、赖脯胰岛素、谷赖胰岛素)。

(10) 基础胰岛素:①长效胰岛素类似物(地特胰岛素、甘精胰岛素 U100);②超长效胰岛素类似物(德谷胰岛素、甘精胰岛素 U300)。

(11) 预混胰岛素:预混胰岛素类似物(门冬胰岛素 30、门冬胰岛素 50、赖脯胰岛素 25、赖脯胰岛素 50)。

(12) 双胰岛素类似物(德谷门冬双胰岛素 70/30)。

糖尿病治疗药物种类繁多,未来还会有更多的胰岛素或新型药物出现,作为患者,我们不需全部知晓。在门诊有很多患者会执着于一种胰岛素,当断药或医生建议其他胰岛素的时候非常抗拒,其实完全没有必要,要根据自己的情况选择合适的药物,如出现肝肾功能异常、妊娠期、合并严重感染、糖尿病酮症酸中毒等情况,一定尽早选择胰岛素治疗。基础胰岛素发生低血糖的风险偏低,高龄患者可选择。有很多患者喜欢看说明书,看到那么多不良反应吓到不敢服用,大家只需看到服药用法和常见的药物不良反应就可以了,如长期服用二甲双胍者应防止维生素 B_{12} 缺乏。遇到确实不舒服的情况,及时咨询医生。

06 ▸ 糖尿病的危害真不少

糖尿病患者会出现很多种并发症,分为急性并发症和慢性并发症,而且这些并发症无声无息,早期没有任何的不适表现,也就容易让大家忽视。所以在平时的工作中,大家会拒绝做并发症的筛查。急性并发症包括糖尿病酮症酸中毒和高血糖高渗状态,患者会有恶心呕吐、腹痛、嗜睡等表现,所以如果糖尿病患者出现腹痛、嗜睡,一定要考虑有可能是高血糖导致的(图2)。

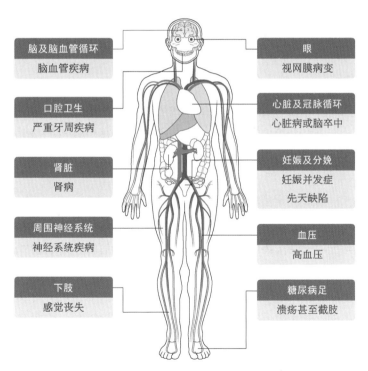

脑及脑血管循环
脑血管疾病

口腔卫生
严重牙周疾病

肾脏
肾病

周围神经系统
神经系统疾病

下肢
感觉丧失

眼
视网膜病变

心脏及冠脉循环
心脏病或脑卒中

妊娠及分娩
妊娠并发症
先天缺陷

血压
高血压

糖尿病足
溃疡甚至截肢

图 2 糖尿病的常见并发症

（1）糖尿病肾病患者，早期会出现尿微量白蛋白、血肌酐升高，表现有尿泡沫增加，如不重视，血糖持续不控制，会进一步进展为尿毒症，后期需要血液透析维持生命。

（2）糖尿病视网膜病变：患者会有视物模糊、重影等表现，严重者会出现失明、视力丧失，一项简单无创的检查——眼底照相，可以早期发现，但很多患者拒绝检查，丧失了最佳治疗时机。

（3）糖尿病周围神经病变：患者多出现双侧远端对称性肢体疼痛、麻木、感觉异常，可呈手套袜套样改变。

（4）糖尿病下肢动脉病变：患者可以观察下肢皮肤有无色素沉着、下肢末端发凉、间歇性跛行，即走路一瘸一拐等表现。

（5）合并糖尿病神经及血管病变的患者极易出现糖尿病足，下肢溃疡、肢体破溃后不容易愈合，甚至出现坏疽，最终导致截肢。所以糖尿病患者要经常检查足部的皮肤情况，脚趾甲不能修得太短，预防甲沟炎，穿舒适暖和的鞋子，不能用热水烫脚等。如出现异常，及时就诊。

（6）感染：糖尿病患者更容易出现尿路感染、呼吸道感染等情况，因此当反复出现感染时应注意关注血糖情况。

07 ▸ **血糖控制好，监测、记录不能少**

建议糖尿病患者有一本血糖记录本（表1），根据自己的需要进行记录。

表1　糖尿病患者血糖记录表

日期/时间	空腹	早餐后2小时	午餐前	午餐后2小时	晚餐前	晚餐后2小时	睡前

（1）血糖水平很高或有低血糖风险时，应监测餐前血糖。

（2）空腹血糖已获得良好控制但糖化血红蛋白不达标或需要了解饮食和运动对血糖的影响时，应监测餐后 2 小时血糖。

（3）晚餐前注射胰岛素的患者应加测睡前血糖。

（4）胰岛素治疗的患者糖化血红蛋白和餐后血糖已接近达标但空腹血糖仍高或怀疑有夜间低血糖时，应监测夜间血糖。

（5）出现低血糖症状时，应及时监测血糖并纠正低血糖。

（6）剧烈运动后也宜监测血糖。

08 ▸ 低血糖，无知者无畏

对非糖尿病患者来说，低血糖症的诊断标准为血糖＜2.8 mmol/L，而接受药物治疗的糖尿病患者只要血糖＜3.9 mmol/L 就属于低血糖。患者可有以下表现，如心悸、焦虑、出汗、头晕、手抖、饥饿感等，严重者会有意识改变、认知障碍、抽搐和昏迷，所以当出现上述表现时，可以立即进食葡萄糖，建议糖尿病患者随身携带糖果，如果频繁出现低血糖发作，要及时找医生寻求帮助，查明低血糖的原因，是未按时进食、进食少、药物过量，还是运动量太高等原因。有一点容易被忽视，空腹饮酒容易发生低血糖，应尽量避免。

09 ▸ 血糖实在降不了，胰岛素笔要用好

有些患者担心用胰岛素会"上瘾"，这种想法完全是错误的，有效的胰岛素治疗能够尽早地控制高血糖，防止糖尿病并发症的发生发展。

使用胰岛素笔规范注射的九步骤如下。

（1）注射前洗手。

（2）核对胰岛素类型和注射剂量。

（3）安装前检查笔芯是否完整；笔芯中药液的颜色、性状有无异常；有无絮状物或结晶沉淀；笔芯是否在有效期内；扭开笔芯架，装入笔芯。

（4）中效人胰岛素和预混人胰岛素/预混胰岛素类似物，如诺和林 70/30、优泌林 70/30 等药物的药液呈云雾状的混悬液，在注射前须将其水平滚动和上下翻动各 10 次，使瓶内药液充分混匀，直至药液成均匀的云雾状白色液体。若摇晃后瓶底、瓶壁或液体中有悬浮或沉淀，则不能使用。

（5）安装胰岛素注射笔用针头时注意排气。

（6）检查注射部位及消毒；注射部位应选取皮下脂肪丰富的部位，包括腹部、双侧大腿前外侧上 1/3、上臂外侧的中 1/3 和双侧臀部外上侧，应避免肌内注射。每次都应检查注射部位，如有皮下隆起、硬结、凹陷或萎缩，需要更换部位，并查明原因，减少皮下脂肪增生或萎缩的发生。

（7）根据胰岛素注射针头长度，明确是否捏皮及进针的角度。儿童及青少年患者应使用长度为 4 mm、5 mm 或 6 mm 的针头。身材较瘦及选择四肢部位注射的患者，使用≥6 mm 针头时，需用拇指、示指和中指捏起皮肤形成皮褶后再行注射，或者采取呈角度（针头与皮面成 45°角）进针。

（8）推注完毕后，保持负压的针头停留至少 10 秒后再拔出，以确保药液全部被注入体内，同时防止药液渗漏。

（9）注射完毕后，立即旋上外针帽，将针头从注射笔上取下，并丢弃在加盖的硬壳容器中。

10 ▶ 糖尿病患者需终生服药吗

糖尿病分很多类型，如确诊为 1 型糖尿病是需终生注射胰岛素治疗。但大多数患者是 2 型糖尿病，在糖尿病发病初期，如空腹血糖升高和餐后血糖升高明显,建议初始使用胰岛素3～6个月,缓解胰岛压力。在临床中,我们经常会遇到一些肥胖、喜食甜食、生活方式极不规律的年轻人初发糖尿病,空腹血糖高,他们担心一旦用上胰岛素就不能撤下来,而引发焦虑、拒绝。其实不然,应该尽早使用胰岛素,同时加强运动锻炼,通过减重、控制饮食,逐渐减少药物剂量,是有可能恢复到用药很少甚至不用药即可控制,但这需要个人有极强的自控能力。如果初始血糖不是很高,空腹大于7mmol/L,实在不想用药物,那就给自己3个月的时间,通过饮食和锻炼控制,如仍效果欠佳,再起始用药。您可以和自己的社区全科医生共同沟通,制订适合自己的方案,不能讳疾忌医。

11 ▸ 家庭护理是最重要的降糖防线

由于血糖的控制与饮食、运动等生活方式有很大关系,因此得了糖尿病特别需要获得家庭支持。例如,一日三餐,做菜时少糖、少盐、少油,注意荤素搭配,控制主食摄入,增加粗粮搭配等。饭后,要加强体育运动,一个人的运动是孤单的,如果有家人的陪伴,可以一起快走、慢跑或做健身操,效果和动力会大大提升。现在网络上有很多教健身操的博主,跟着他们锻炼,往往也会有不错的效果。除了这些,家人还要多多关心患者,鼓励他们,增强其自信心,从而控制好血糖。当血糖控制不佳时,要起到劝导的作用,让患者抓紧时间就医,以免延误病情,出现并发症。因此,战胜糖尿病,需要全家人的支持和帮助。

(马琳琳)

三、关注呼吸健康，听听"肺腑之言"

01 ▸ **对糖皮质激素的认知**

日常生活中，糖皮质激素被人们习惯简称为"激素"。有很多人提起它就十分害怕，认为只要使用糖皮质激素就会变胖、出现骨质疏松等不良反应，因此，一味地拒绝使用糖皮质激素。其实，大家对糖皮质激素的认识存在一些误区，下面我们来正确认识一下糖皮质激素。

糖皮质激素是由人体的肾上腺皮质分泌的类固醇激素。当肾上腺皮质发生某些病变时，糖皮质激素分泌减少，机体会出现疲乏无力、食欲减退、体重减轻等症状。因此，它是人体不可缺少的重要物质。糖皮质激素具有抗炎、抗过敏、抗休克、免疫抑制等作用，常常被制作成多种剂型，广泛应用于临床。例如，糖皮质激素注射剂常常用于支气管哮喘急性发作、过敏性休克、重症感染等急重症抢救；布地奈德福莫特罗、沙美特罗氟替卡松等吸入型糖皮质激素常常用于稳定期哮喘的控制；长效倍氯米松乳膏等药物则主要用于治疗皮炎。短期使用糖皮质激素针剂、口服剂型、吸入型和外用型糖皮质激素的不良反应都有限，一般不容易引起肥胖和骨质疏松，只有长期口服或注射糖皮质激素才会出现上述并发症。

所以，当医生建议使用糖皮质激素时，您可以详细了解它的使用方法及可能的不良反应，遵医嘱用药治疗疾病的同时减少不良反应的发生。

02 ▸ 为什么医生不建议感冒时服抗生素

生活中,有些人认为感冒时只要吃几粒"头孢"就好了。但是,这一说法并未得到医生的认同,有时医生会劝阻患者使用抗生素。这究竟是为什么呢?

"感冒",即急性上呼吸道感染,通常表现为由病毒感染引起的发热、流涕、咽痛、咳嗽等症状。病毒感染大多有自限性,1周左右可以自愈。症状明显时可以用解热镇痛药缓解症状,而抗生素的主要作用是杀灭或抑制细菌,不具有抗病毒的作用。当机体不存在细菌感染时,应用抗生素不仅起不到治疗疾病的作用,而且容易使机体对抗生素产生耐药性,而频繁地更换抗生素,更容易造成广泛耐药,损伤肝脏、肾脏等器官,同时降低机体的免疫力。因此,感冒了不要轻易服抗生素。如果症状不缓解,可及时就医,听取医生的建议。

03 ▸ 正确认识肺大疱

体检时,很多人会被检查出有肺大疱。那么,这个肺大疱是什么,会破吗?肺大疱是指由各种原因引起的肺泡相互融合形成的气囊腔,大多是通过肺CT检查发现的。对于肺大疱较小、没有呼吸困难症状的患者,定期随访即可。对于那些体积巨大、靠近胸膜的肺大疱,并且有明显的呼吸困难或反复发生气胸的患者,通常需要进行外科手术或微创治疗。

肺大疱常常容易发生在有吸烟史或有肺结核、慢性阻塞性肺疾病、支气管扩张症等疾病的患者中。因此,具有上述危险因素的人应该尽早戒烟,控制肺大疱的发展。同时,有肺大疱的患者应避免用力、做剧烈的运动及咳嗽等动作,避免肺大疱的破裂。

04 ▸ 认识肺结节

肺结节是指通过影像学检查发现的肺内≤3 cm 的局灶性的密度增高影,其形态多样,可单发,也可多发。根据结节的大小、形态、密度不同,其处理方式也不同。结节最大直径<5 mm 的微小结节,恶变率低,可随访观察。结节最大径在 5 mm 及以上,通常比较复杂,需要根据患者是否具有肺癌高危因素、结节边缘形态、结节内部的密度等来评估肺癌发生的风险。对于风险评估较小的,一般采取 3 个月、6 个月、12 个月的随访观察结节的变化,如果观察期内没有明显增大,也不需要采取手术治疗。如果结节在随访期内逐渐增大,高度怀疑恶变时,则考虑手术治疗。

05 ▸ 吹"一口气",了解你的肺功能

很多人认为,如果怀疑肺部有疾病,只要肺 CT 或胸部 X 线检查正常就没问题。其实,肺 CT 和 X 线检查只能发现肺部有明显器质性改变的疾病,对于没有器质性改变的肺部疾病却无能为力。肺功能检查不仅能够评价有解剖学改变、发生病变的肺脏功能,而且对于尚未发生器质性病变的肺脏,也能发现其功能性改变。对那些早期就有肺功能下降,尚未达到器质性改变的疾病,如慢性阻塞性肺疾病、支气管哮喘等疾病,及早发现、及早干预可取得良好的预后,肺功能检查更为重要。

肺功能检查是一种无创、操作较为简单的检查。按照医生的指令吹"一口气",通过肺功能检测仪器检测,可以对肺容量、气流速度、气道阻力、弥散等功能进行评价,从而判断患者肺脏呼吸功能是否正常。

如果患者年龄在 35 岁以上、有吸烟(包括被动吸烟)史或感觉有

活动后气急逐渐加重,反复咳嗽,有慢性阻塞性肺疾病史,一定要主动监测肺功能,一旦发现肺功能下降,及时干预,才能预防肺部疾病的发展。

06 ▸ "慢阻肺"离我们有多远

慢性阻塞性肺疾病,简称"慢阻肺",是一组持续性气流受限的肺部疾病,临床表现为反复咳嗽、咯痰、气急。慢阻肺呈持续性进展,晚期常常并发肺心病和呼吸衰竭。早期发现慢阻肺的高危因素,早期采取预防措施,是降低慢阻肺发病率的有效措施。

要想知道哪些人群属于高危人群,可以通过以下问题来判断。①年龄≥35岁;②吸烟,或长期接触"二手烟";③直系亲属中有慢阻肺病史;④患有某些特定疾病,如支气管哮喘、过敏性鼻炎、慢性支气管炎、肺气肿;⑤居住在空气污染严重地区,尤其是二氧化硫等有害气体污染的地区;⑥从事长期接触粉尘、有毒有害化学气体、重金属颗粒的工作;⑦居住在气候寒冷、潮湿及使用煤炭、木材取暖的地区;⑧在婴幼儿时期反复发生呼吸道感染;⑨营养状况较差、体重指数较低;⑩维生素 A 缺乏,或胎儿时期肺发育不良。高危因素越多,发生慢阻肺的风险越大。具有上述危险因素的人群,应及时干预,去除危险因素,以降低慢阻肺发生的概率。

07 ▸ 科学呼吸,防"阻"有方

呼吸困难是慢性阻塞性肺疾病患者的主要症状,随着病情进展而逐渐加重。腹式呼吸和缩唇呼吸是改善肺功能的有效方式。腹式呼吸时,嘱患者自行选择一个舒适的体位,放松全身。首先,口唇闭合,用鼻子长吸气,同时鼓起腹部,吸到底后屏息数秒;然后缓慢地呼出气体,同时腹部回缩。一吸一呼控制在 15 秒左右。每次做 15 分钟,每天做1～2次。腹式呼吸主要是通过锻炼膈肌功能,增强呼吸功能。缩唇呼吸时,口唇闭合,用鼻子缓慢吸气到底,屏息数秒,呼气时将口唇缩成吹口哨状,缓慢呼出。吸气时间与呼气时间约为1∶2,完成一次呼吸。每次做15分钟左右,每天做3～4次。缩唇呼吸使呼气时间延长,有利于肺内气体的排出。腹式呼吸联合缩唇呼吸可以改善呼吸困难的症状,同时提高慢阻肺患者的肺功能。

08 ▶ 家庭氧疗,纠正"慢阻肺"患者低氧血症的最佳方式

对于血氧饱和度小于90%的慢阻肺患者,家庭氧疗是非常必要的治疗方法。它不仅可以减轻低氧血症引起的气急、胸闷等症状,降低住院频率,同时能延缓慢阻肺的发展。在进行家庭氧疗时需要注意以下几个问题:①氧流量不能太大,一般控制在2～3L/min;②每天吸氧约15小时;③注意每日用清洁剂清洗鼻导管并晾干,避免细菌滋生。定期用酒精消毒导管;④每日更换湿化瓶中的冷开水或生理盐水,并保证湿化瓶中水在1/2～2/3水平。定期消毒湿化瓶;⑤避免吸入高流量氧气造成的呼吸抑制和氧中毒;⑥进行家庭氧疗的慢阻肺患者,应定期复查血气分析,观察治疗效果。

09 ▶ 家庭雾化,治疗哮喘更方便、更有效

雾化吸入药物是临床上常用的治疗支气管哮喘的有效方式。但是,在医院行雾化治疗,常常需要排队等候,喷出的气溶胶容易造成周围人群的交叉感染。家庭雾化仪的出现,让患者在家也能治疗哮喘,不仅节省时间,而且可以避免交叉感染。然而,在进行家庭雾化治疗时,需要注意以下事项:①根据年龄、病情及医生的建议选择合适的家庭雾化仪;②雾化的气流大小适中,雾化在10～15分钟完成,

最大限度保证药物可以被吸入呼吸道深部；③对于婴幼儿和长期卧床不能主动配合雾化治疗的患者，应避免饱食后和卧位雾化，以免引起呕吐和窒息；④雾化后及时清洁面部，避免造成面部的药物残留；⑤雾化结束，需要清洁雾化器的咬口、面罩、连接管道等，并定期消毒。

10 ▸ 常拍拍后背，肺脏更健康

很多人在肺部感染后，会有一些痰积存在肺内，久而久之会造成肺内局部的慢性炎症，进而影响肺功能。而长期卧床的患者，如脑梗死后遗症的患者，由于吞咽功能障碍常常会出现误吸食物或气管内分泌物不能及时排出造成的坠积性肺炎，反复发作最终造成脓毒血症，是较为严重的并发症。因此，及时有效的排痰是促进肺部炎症恢复最重要的护理措施。

如何帮助患者有效地排出痰液呢？拍背是既简单有效又经济的排痰方法。患者可以让其他家庭成员帮助其拍背，具体方法是：手掌屈曲呈空心状，从下往上，从外向内，沿着支气管引流的方向拍，拍时手腕用力，力度以患者可以忍受为主。每次约 15 分钟，每天 2 次。每次拍背结束，可以鼓励患者咳嗽排痰。

对于长期卧床的患者需要在非睡眠状态保持床头抬高 $30°$，进食后保持半卧位或坐位状态。其次，每 2 小时给患者进行一次翻身，帮助患者勤拍背，拍背时患者取侧卧位，具体方法同上。

（郭爱珍）

四、守护大脑，远离脑卒中

01 ▸ **大脑是人脑的全部吗**

大脑只是人脑的一部分，人脑由三部分组成，包括大脑、小脑和脑干，各部分各司其职。大脑占了整个脑部的绝大部分，它分为左右两侧。脑的左半侧控制着身体的右边，右半侧控制着身体的左边。大多数人都是一边大脑占优势。例如，习惯用右手的人，左脑占优势；而习惯用左手的人，右脑占优势。大脑的外层由灰色的神经元构成，叫作大脑灰质，是人体的高级司令部。大脑灰质承担着思考的功能，是人脑中最复杂的部分，所有由眼睛、耳朵和其他感官收集来的信息都是由它接收、筛选。它管理控制着人体所有有意识的活动，让你能够思考、推理、记忆，甚至做梦，它也赋予你个性和情感。

小脑位于人脑的后部，负责于保持身体的直立、平衡和协调习惯性的、重复化的动作，比如走路或骑车，所以你想都不用想就能走路和骑车。脑干是人体的生命活动中枢，自下而上由延髓、脑桥、中脑三部分组成，主要是维持个体生命，包括呼吸、心跳、消化、体温、睡眠等一系列重要的生理功能。脑干也控制着一些无意识的反应，比如咳嗽、打喷嚏、打嗝和眨眼等。

脑是人体的"高级司令部"，管理和控制着人体的各项生理活动，当脑受到损伤时，我们相应的生理功能就会出现障碍。

02 ▸ 脑卒中离我们有多远

脑卒中,俗称脑中风,在医学上是指一种突然起病的脑部血液循环障碍性疾病,甚至伴发意识障碍,症状及体征持续时间超过 24 小时,会留有不同程度的后遗症,又称为急性脑血管病。脑卒中根据病因又分为缺血性卒中和出血性卒中,也就是平时常说的脑梗死和脑出血。脑梗死是最常见的脑卒中类型,占全部脑卒中的 60% ~ 80%,常在安静状态下或没有不适感时起病,大多数患者的意识都相对清楚,部分患者有轻度的意识障碍。但脑出血则相反,发病率虽低于脑梗死,但致死致残率较高,常在活动时或情绪激动时突然发病,病情进展快,急性期的死亡率可以达 45% 左右。

03 ▸ 生活不健康,常被卒中伤

脑卒中好发于 50～60 岁以上的中老年人群,他们通常会有高血压、冠心病、糖尿病、血脂异常等慢性疾病史,大多数男性都有吸烟或酗酒的不良生活习惯,故男性脑卒中的发病率要稍高于女性。当然除了有慢性基础病的患者,缺乏运动及经常失眠的人,身体长期处于免疫力低下的状态,也会引发脑卒中。除此之外,有抑郁症、焦虑症等神经精神类病史的患者,脑卒中的发病风险比普通人更高。

04 ▸ 脑卒中不是老年人的"专利"

脑卒中的发病率在近些年越来越高,发病年龄也出现年轻化的趋势,50 岁以下发生脑卒中的人群也不在少数,称为"青年"脑卒中。青年脑卒中的发病原因较多,常见于有脑血管疾病家族史、肥胖、血脂异常、工作和家庭的压力过大、膳食搭配不合理、吸烟、酗酒、熬夜、缺乏运动等不良生活习惯的人群,以及长期口服避孕药的女性,也会使脑卒中的发病率增高。除此之外,有动静脉畸形及动脉瘤的年轻群体也会发生出血性卒中,但由于年轻人动静脉畸形及动脉瘤的发病率不高,平常的体检很少有针对性地做脑血管方面的检查,故提早预防及干预治疗就相对困难。

05 ▸ 颈动脉有斑块需谨慎,小心卒中找上门

颈动脉斑块是颈动脉壁上的脂质与复合糖类积聚、纤维组织增生、钙质沉着形成的,会使颈动脉管壁增厚变硬失去弹性和管腔缩小,又称动脉粥样硬化,颈动脉是我们脑供血的重要动脉,同时解剖位置表浅,容易被探测到,因此颈动脉粥样硬化是人体动脉粥样硬化表现的窗口。

当出现颈动脉斑块时,有时我们并没有感觉到症状,也有一些患者会出现头晕头痛,甚至严重时出现视物不清、失语、偏瘫、意识障碍等脑卒中症状。因此,当发现颈动脉斑块时,需要请医生帮助评估颈动脉斑块的稳定性,并根据情况尽早启动必要的早期干预,通过改变生活方式、服用抗凝、降脂药物及必要时的手术治疗,定期随访血管超声、CT、磁共振、造影等检查,明确病情进展的情况,以及判断目前治疗方案的效果,从而防止病变进一步加重,脑卒中发生的风险就可能会降低,甚至不发生。

06 ▸ 脑卒中早知道,"FAST"口诀很重要

很多人觉得脑卒中起病非常突然,非专业医生难以做到早期识别,其实我们只需要记住以下四个关键点,也就是国际上常用的"FAST"口诀,具体内容是:①F(face,面部):让患者龇牙,观察其面部两侧是否对称、口角有无歪斜;②A(arm,手臂):让患者抬平双臂,观

察是否能举到同一高度,且是否出现快速掉落的情况;③S(speech,表达):让患者表达一句完整的话,比如家庭住址、电话号码,观察其是否能按逻辑正确表达、有无口齿不清和逻辑混乱;④T(time,时间):一旦发现身边人有上述情况,为急性脑卒中,应立即拨打120求助,或是记下发作时间立刻送往医院。对于急性脑卒中发作的患者来说,时间就是生命,所以我们要牢记"FAST",千万不可掉以轻心。

07 ▸ 脑卒中中心,抢救脑卒中的前沿阵地

急性脑卒中患者需要及时综合的治疗,所以在发现脑卒中后,建议立即前往距离发病地最近的脑卒中中心进行及时就诊。脑卒中中心是有能力进行急性脑卒中综合治疗的医院所成立的急救单元,是一种新的组织化管理急性脑卒中患者的治疗模式,它的核心人员主要有医生、药师、康复医生、心理咨询生、物理治疗师等,将传统的脑卒中独立治疗方法系统联合起来,做到急诊科判断卒中,神经内科与神经外科会诊,有手术指征时,神经外科接诊进行治疗;若无手术指征,则需要予以紧急溶栓、取栓等治疗,待患者病情稳定后,则需要请康复医生予以康复评定及康复训练等。对急性脑卒中患者进行全方位的优质治疗,可提高急性脑卒中患者的治疗效果。

08 ▸ 脑 CT 和磁共振,孰优孰劣

脑 CT 和磁共振是两种不同的脑血管疾病检查方法,各有其优势,在临床上应该根据患者的症状及考虑的可能诊断,选择较为合适的检查。脑 CT 对超早期的缺血性病变不是很敏感,大多数脑梗死的病例在发病24小时以后才会显示其梗死灶,但磁共振可清晰地显示早期缺血性梗死和静脉窦血栓形成等,在症状出现数分钟内即可清晰显影缺血组织的大小和部位,甚至可以显示皮质下、脑干和小脑的

梗死灶,这样就能为患者赢取更充分的治疗时间,对于病情的控制和干预都有非常显著的效果。对于脑出血的患者来说,脑 CT 是安全有效快捷的诊断方式,可以准确清楚地显示脑出血的部位、出血量及是否破入脑室或蛛网膜下腔及周围脑组织受损等情况。动态的脑 CT 还可以判断患者脑出血的进展情况,用来评估和监测病情,这时候磁共振的作用相对于脑 CT 来说,就相对弱势了,但因为脑出血后的不同时期出血灶的核磁显影表现存在不同,所以磁共振也能更准确地显示血肿演变的过程,不仅对某些脑出血患者的病因探讨会有帮助,还能较好地鉴别瘤卒中或动静脉畸形及动脉瘤等其他脑出血的病因。

09 ▸ 腔隙性脑梗死就是脑梗死吗

通俗来讲,如果脑梗死是颅脑大动脉的闭塞,那么腔隙性梗死就是大动脉的小分支出现的闭塞,会造成其供血区小范围的脑组织缺血缺氧及坏死。不同的是,腔隙性脑梗死的发病原因可以由高血压、糖尿病、高血脂等慢性病引起,也可以是机体老化造成的。随着年龄的增长,人体的功能也会像机器一样出现磨损,如果没有定期检修及更换,使用时间过久的零件就会罢工。还有一些不同于脑梗死的地方是,腔隙性脑梗死的患者也会出现肢体活动欠佳、语言运用不灵活、吞咽障碍等症状,相较于脑梗死患者来说,程度较轻,且不会出现失语、偏瘫、意识障碍、癫痫发作等症状,这不代表腔隙性脑梗死就可以被忽略,相反更应该提高警惕,早期进行干预,从而防止脑梗死的发生。

10 ▸ 脑梗死有什么特效药

脑梗死的治疗属于综合治疗,不光需要急性期的溶栓、双抗、降纤、改善脑血液循环、神经保护及防治各种神经系统并发症等急性治疗,更关键的是脑梗死后的康复锻炼。在患者生命体征平稳后,病情相对稳定的情况下应该尽快开始坐、站、走等肢体活动,以及语言功能、吞咽功能等多方面的康复训练,还可以配合理疗、针灸等相关治疗,这样才能使脑梗死患者尽早恢复日常生活自理能力。

11 ▶ 有"三高"应该如何预防脑卒中

通常来讲,老年人的脑卒中大多是由一些慢性基础病引起的,最常见的就是"高血压、高血脂、高血糖"。高血压患者若长期血压较高,就会使动脉血管的张力增高,损伤动脉内壁,造成动脉粥样硬化,形成的斑块,如果出现大量聚集、脱落、破裂就会引起脑卒中。而糖尿病患者则因胰岛素分泌不足使葡萄糖转化为了脂肪,引起高脂血症,血脂积聚过多后也会形成动脉斑块,同样会导致血管闭塞和出血。所以对于"三高"人群,预防脑卒中的关键是从日常生活中把血压、血糖、血脂等指标控制在相对平稳的范围,需要按时服用相关药物,定期监测血压、血糖、血脂及血管超声,发现异常时,需尽早就诊,让医生及时调整更适合的治疗方案。日常的三餐饮食也务必遵循"低盐、低脂、低糖"的原则,多补充维生素和蛋白质,坚决不碰烟和酒,天气温度变化较大时,要及时添加衣物,保护好血管,从而达到可以预防脑卒中的目的。

12 ▶ 阿司匹林肠溶片是饭前吃还是饭后吃

阿司匹林的剂型有很多种类,包括普通片剂、肠溶片剂、胶囊剂等,不同的药物剂型在治疗不同疾病时有不同的服用方式。脑卒中及冠心病患者在临床上多使用阿司匹林肠溶片控制病情。所谓肠溶片,也就是只能在肠道的碱性环境中溶解起效的药物,药片在空腹时到达肠道的速度相对较快,如果在餐后服用,就会和食物混合在一起,延缓了药片从胃通过肠道的时间,药片如果在胃内滞留时间过长,那么就会被胃酸溶解掉表面的包膜,就会有部分药物在胃中溶解释放的可能,不仅降低了药物本身的疗效,也会对胃造成一定的刺激,加重胃溃疡患者的胃痛发作,严重时会引起胃出血。故无特殊情况时,一般建议阿司匹林肠溶片在早餐前 30 分钟温开水口服,既可以减少对胃产生过多的刺激,也可以使药片在肠道充分发挥作用,保证阿司匹林的治疗效果。

13 ▸ 要想卒中恢复快,这些要点要做到

脑卒中后的恢复与脑动脉的狭窄部位、再通情况、梗死或出血部位及卒中后是否尽早进行规范治疗和积极配合康复训练等多种因素有关。若想卒中后遗症相对较轻,那么就需要做到早预防、早发现、早治疗、早训练等。在平常的生活中要注意控制脑卒中的危险因素,如血压、血糖、血脂等,如果发现有呕吐、头痛、失语、偏瘫等脑卒中症状时,应及时到医院就诊,在排除溶栓及相关手术禁忌证后,应尽快实施溶栓、取栓及血管内支架等其他介入治疗,使血管再通的可能性达到最大限度,待患者病情相对稳定后,应该积极配合康复运动训练、理疗和针灸等治疗,以此来减轻脑卒中后遗症。

14 ▸ 定期"冲血管"能预防脑梗死吗

在门诊诊疗中,常常遇到认为"定期冲血管能预防脑梗死"的患者,这是真的吗? 其实这是人们的一个错误理解。脑梗死是一种常见的缺血性脑卒中,它是由动脉管腔狭窄、斑块脱落、栓子栓塞等多种原因导致的颅脑动脉血管闭塞,引起脑组织的缺氧缺血,并出现相应的神经功能缺损的表现。用输液的方式来冲洗脑血管,无法从病因与发病机制上解决脑动脉血管的循环再通问题,所以也就不存在可以预防脑梗死的发生。事实上,预防脑梗死的关键是做好预防工

作。比如"三高"人群要控制好血压、血糖、血脂，规律口服降压、降糖、降脂药物，保持良好的生活方式，平时注意低盐、低脂、低糖饮食，增加蔬菜及蛋白质等的摄入。对于有动脉粥样硬化、心律失常的患者来说，应考虑服用抗血小板药物和抗凝药物，颈动脉狭窄70%以上的患者也应考虑行血管内支架等介入手术，从原发病因上来预防脑梗死。已经发生过脑梗死的患者应及早启动二级预防，防止卒中再复发。

（杨璠　金花）

五、"晕头转向"如何防

01 ▸ 头晕的常见病因

头晕是很常见的症状,很多人都有过头晕的体会,引起头晕的疾病有很多,如脑卒中,尤其是小脑部位等脑部病变、耳部疾病、眼部疾病、内科系统疾病,如高血压、低血压、低血糖、贫血、感冒、颈椎病变、神经症等都可引起头晕,头晕不一定都是由脑部疾病引起的,情绪不好等心理因素也是常见诱因。

02 ▸ 头晕和脑部血管供血不足的关系

头晕并不都是由脑部血管供血不足引起。由颈椎增生、变形、退化、颈部肌肉扯紧导致的动脉供血受阻;血黏度增高,血流缓慢、脑动脉硬化使脑血管内径变小,脑内血流下降,产生脑供血、供氧不足,以及由心脏疾病导致急性脑缺血都是头晕的部分原因。引起头晕的其他原因还包括:①神经系统病变;②耳部疾病;③内科系统疾病,如高血压、低血压、贫血、感染、中毒、低血糖等;④药物中毒等。

03 ▸ 头晕和眩晕的区别

通常人们常把头昏、头重脚轻、脑内摇晃等症状都描述为头晕。医学上有以下几种称法:①眩晕:是人体对空间关系的定向或平衡感觉障碍,是一种自身或外界运动错觉或幻觉。发作时,多数患者感觉周围事物在旋转,常常会感到天旋地转的晕,少数患者出现视物摆动或摇晃(他动感眩晕);也可有自身在一定平面上转动、倾倒、沉浮或摇晃(自动感眩晕);②头昏:头脑昏昏沉沉、不清晰感,头重脚轻或步态不稳;常缺乏自身或外界物体旋转感;③晕厥:是由大脑及脑干血液供应减少导致的发作性意识丧失,可伴有血压下降、尿失禁等。所以头晕不都是指"天旋地转",只有医学上所说的眩晕才有"天旋地转"。

04 ▸ **怎样洞察头晕的元凶**

头晕是临床常见的症状之一,头晕可由多种原因引起,只有脑部疾病引起的头晕在做 CT 或磁共振检查时能查明原因,其他疾病引起的要做其他相关检查才能查明原因。对于头晕的患者,应详细了解患者的病史并做全面的体格检查,必要时应做听力检查、前庭功能检查、眼底检查,适当选做脑脊液检查、颈椎 X 线片、心电图、脑电图及颅脑 CT 扫描或磁共振检查等以查出病因。

(葛许华)

六、知"帕"不怕

01 ▶ **帕金森病的常见症状**

抖动是帕金森病的四大主症之一,也常为首发症状,约80%的帕金森病患者首发症状是抖动,其特点为安静时出现,医学上称之为静止性震颤,主动运动时不明显,随意运动时减轻或停止,而且是不对称的,多由一侧上肢的远端开始,然后逐渐扩展到同侧下肢及对侧上、下肢。下颌、口唇、舌头及头部一般均最后受累。抖动幅度较大,能被意识暂时控制但不持久,激动及疲劳时加重,睡眠时消失。抖动特征为拇指与示指呈"搓丸样"动作。其他许多疾病也可引起抖动,如继发性帕金森综合征、原发性震颤、肝豆状核变性等疾病都可引起抖动。因此,抖动绝非帕金森病特有。

02 ▶ **帕金森病的遗传性**

通过对帕金森病患者家系的详细调查,就病因学而言,已广泛认识到本病至少一部分来自遗传因素。约10%的帕金森病患者有家族史,呈不完全外显的常染色体显性遗传,在一些家族中呈聚集现象,少数家族性帕金森病与α-突触核蛋白(α-synuclein)基因、Parkin基因突变密切相关。引起帕金森病的原因有环境因素、遗传因素、神经系统老化及多因素交互作用等。帕金森病并非单一因素所致,可能有多种因素参与。遗传因素可使疾病易感性增加,但只有在环境因素及年龄老化的共同作用下,才导致发病。

03 ▸ 帕金森病,影像学检查能查出来吗

和脑血管疾病不同,帕金森病虽然也是脑部病变,但 CT、MRI 无特征性改变。功能显像检测 PET 或 SPECT 分子影像检查有诊断价值,采用 PET 或 SPECT 与特定的放射性核素检测,可获得有关多巴胺受体的密度及亲和力的信息,并发现帕金森病患者脑内多巴胺代谢功能显著降低,在临床症状出现之前可发现纹状体的吸收指数小于正常。疾病早期可发现多巴胺递质合成减少,对早期诊断、鉴别诊断及病情进展监测均有价值。但价格昂贵,尚未广泛用于临床实践中。

04 ▸ 帕金森病治疗任重道远

帕金森病主要发病机制是黑质多巴胺能神经元及其他含色素的神经元大量变性丢失,乙酰胆碱系统功能相对亢进。多巴胺递质降低程度与临床症状严重度呈正相关。治疗是以补充多巴制剂及抗胆碱能药治疗为主,病因治疗有困难,所以帕金森病吃药后不能根治。一般早期药物治疗显效,而长期治疗疗效明显减退,同时出现异动症者可考虑手术治疗。手术仅是改善症状,不能根治疾病,术后仍需药物治疗,但可减少剂量,手术方法有神经核损毁术和脑深部电刺激术(DBS)。

05 ▸ 帕金森病和痴呆一样吗

帕金森病患者除有四大运动症状外,还有非运动症状,如:①感觉障碍:嗅觉减退、睡眠障碍;②自主神经功能障碍:便秘、多汗、脂溢性皮炎、流涎等;③精神和认知障碍:抑郁、焦虑、痴呆、幻觉等。所以

不是所有的帕金森病患者都会出现痴呆。痴呆在帕金森病患者中发生率为 12% ～20% ,其一级亲属中患痴呆的危险性极高。

06 ▸ 帕金森病的康复运动很重要

康复与运动疗法对帕金森病症状的改善乃至对延缓病程的进展都有一定的帮助。帕金森病患者除有抖动表现外,还有肌强直即肢体僵硬、因肢体僵硬导致患者起床、翻身、步行、变换方向等运动迟缓、走路前冲等姿势步态异常表现,患者大多不运动。帕金森病患者多存在步态障碍、姿势平衡障碍、语言和(或)吞咽障碍等,可以根据不同的行动障碍进行相应的康复或运动训练。如健身操、太极拳、慢跑等运动;进行语言障碍训练、步态训练、姿势平衡训练等。若能每日坚持,则有助于提高患者的生活自理能力,改善运动功能,并能延长药物的有效期。所以帕金森病患者要鼓励多活动。

07 ▸ 帕金森病患者喝葡萄酒后会好转吗

特发性震颤患者饮用葡萄酒后抖动会显著减轻,但帕金森病患者饮酒后抖动不会减轻,所以不建议帕金森病患者饮酒,由于患者要长期服用药物,所以建议禁酒。

08 ▸ 揭开帕金森病的面纱

帕金森病,又称震颤麻痹,是中老年常见的神经系统变性疾病,主要临床特征是:静止性震颤、运动迟缓、肌强直、姿势步态障碍。患者最早期的症状常难以察觉,易被忽略,有人称之为亚临床状态。此外,患者比较容易表现出:面具脸、小步态、慌张步态、小写症、唾液分泌过多、皮肤油腻、顽固性便秘、排尿不尽、滴尿、尿失禁;还有患者会有抑郁,其特征性表现为厌食、睡眠障碍和性欲缺乏,以及痴呆的表现等。

09 ▸ 贪睡并不能缓解帕金森病

帕金森病患者的抖动在激动及疲劳时加重,睡眠时消失。但患者常合并睡眠障碍、感觉障碍、自主神经功能障碍及精神障碍,因此帕金森病患者不是越多睡觉对病情越有利。

10 ▸ 帕金森病患者流口水,别误以为是脑卒中

帕金森病患者由于自主神经功能障碍常见唾液分泌过多致流涎,和卒中患者由口角歪斜导致的口角流涎不同,因此帕金森病患者出现口角流涎不一定是合并卒中。

（葛许华）

七、走进轻度认知障碍

01 ▶ **年纪大就"没用"了吗**

随着年龄的增长,很多人的记忆力越来越差,很多事情都记不住了,判断力、思维能力也越来越差,遇到事情经常会犯糊涂。很多人暗暗担心过是不是出了什么问题。其实,大多数情况下这些都是正常的,因为正常人随着年龄的增长,客观上都会发生身体功能的老化,当然也包括脑老化,必然存在着或多或少的认知功能下降,以记忆力下降的表现最为突出。对于正常的老化,我们要调整心态,理性看待年龄,看待自己的身体,不要灰心丧气,要去享受晚年生活。

02 ▶ **轻度认知功能障碍是老年痴呆吗**

一般来说,按照认知功能水平可以大致分为认知正常、轻度认知功能障碍和痴呆三类人群。其中,轻度认知功能障碍是介于正常衰老与痴呆之间的中间状态,也就是说,轻度认知功能障碍在临床上表现为记忆力、注意力、计算力、执行功能和言语功能等认知功能的减退,但还没有严重到痴呆的程度,也没有影响到日常生活,所以大部分人没有意识到自己已经出现了认知功能受损。

03 ▸ 认知功能自我监测：教你早期识别轻度认知功能障碍

认知功能下降本身是一个缓慢的、连续的过程，为了研究和治疗方便，我们人为地设了一道坎，把认知功能不正常的人按程度进一步分为轻度认知功能障碍和痴呆。轻度认知功能障碍还可以分为很多表现型，其中最多见的是遗忘型，也就是以记忆减退为主。

记忆减退是识别认知功能障碍最常见的信号。我们可以用许多简单、常见的方式进行记忆力的评估。例如，您可以要求家人记住一个街道的详细地址，包括省、市、区、街道、门牌号码等内容，然后过一段时间以后再让其回忆。或者，可以找三样家中常用的物品，把它们放在家里房间中的不同位置，过一会儿以后，再让家人回忆这三个物品的名字及其在房间里的位置。当发现家中老人完全不记得之前您让他记住的事情时，就要提高警惕，及时就医。这些检查相对比较容易实施，并且很快可以得到结果。

除了记忆减退，当老人出现难以执行熟悉的活动，说话词不达意，对时间、地点有些迷失，判断力减退，未能按时处理事务，把东西放错地方，情绪和行为转变，理解视觉和空间讯息出现困难，变得孤僻等情况时，也要引起重视，及时就医。

04 ▸ 轻度认知功能障碍需要抽血化验吗？需要做头颅 CT 吗

轻度认知功能障碍的诊断主要是需要评价患者认知功能减退的情况，不是通过一般的抽血化验、头颅 CT 等检查来明确。目前主要是使用筛查工具简易精神状态评价量表（MMSE）、蒙特利尔认知评估量表（MoCA）、Mattis 痴呆评定量表（DRS）、画钟试验（CDT）、智能筛查测验（CASI）等进行认知功能的评估。当然最终的诊断还需要结合病史、体格检查、其他辅助检查结果才能综合判断。

05 ▸ **轻度认知功能障碍是绝症吗？会不会越来越严重**

轻度认知功能障碍就像高血压、糖尿病这样的慢性病一样，并不是绝症，但以目前的医疗水平而言，是无法彻底治愈的疾病。轻度认知功能障碍可能会进展为痴呆，也可能好转至正常，也可能维持现状。如果能早期识别并采取有效的干预措施，可以延缓其认知衰退，尽可能保留正常生活的能力，就可以大大减少进展为痴呆的比例。

06 ▸ **轻度认知功能障碍会遗传吗**

不可否认，认知障碍是有遗传倾向的，有家族遗传史（父母、兄弟姐妹患有此病）的老人患认知功能障碍的风险确实比正常人要高。基因是遗传得来的，我们没有办法改变，这听上去很绝望，但事实上，认知障碍还是可以预防的，因为它还受其他很多可控因素的影响，例如，可以通过戒烟、限酒，多补充优质蛋白质和瓜果蔬菜，增加运动量，多用脑、勤用脑来预防认知功能减退。

07 ▸ **年轻人会发生轻度认知功能障碍吗**

一般来说，认知功能减退常出现在老年期，并随着年龄的增长而逐渐增加，所以轻度认知功能障碍最常见于老年人。但它也会影响到更为年轻的人，特别是有家族遗传史的人，可能30～40岁就表现出认知功能障碍的症状。也有一些报道显示，即使没有家族遗传史，也有20～30岁就出现轻度认知功能障碍的患者。提醒年轻人认知功能减退可能并不遥远,不要掉以轻心,对认知功能减退的防治,永不言早。

08 ▸ 是什么导致了轻度认知功能障碍

轻度认知功能障碍危险因素相当复杂,可能的因素与假说多达30余种。按照危险因素的可控性,可以分为不可控性因素和可控性因素两大类。其中,不可控性危险因素主要有高龄、女性、家族遗传史、听力下降、头部外伤、重大不良生活事件、受教育程度低、经济条件差、社会地位低等;可控的危险因素包括吸烟、酗酒及缺乏运动等不良生活方式,心脑血管疾病、糖尿病等慢性疾病,抑郁症等。在这些危险因素当中,特别要注意那些可防可控的危险因素,例如,积极地改进不良的生活方式、尽量控制好基础疾病、保持积极的生活态度、健康的心理状态,就可以使轻度认知功能障碍的发生风险降到最低。

09 ▸ 要想不痴呆,这些方法离不开

预防认知功能减退,虽然迄今为止还没有哪种药物有这样的功效,但国内外的研究都证明以下的方式是可以减缓认知功能减退的。

(1)适量进行体育锻炼,特别推荐快走、慢跑、游泳、爬坡、太极、瑜伽等有氧运动方式,不仅可以提高认知功能中的记忆能力和执行能力,从而预防认知功能减退,还能增强心肺功能,延缓衰老。

(2)进行认知训练,应根据兴趣爱好进行选择,比如可以读书、写字、下棋,也可以吟诗、记日记或回忆录,还可以做各种手工艺品,关键是在日常生活中注意保持大脑的活跃状态。

(3)饮食调节,经常食用水果、蔬菜、全谷食物、鱼肉、鸡肉、坚果及豆类等,同时限制饱和脂肪酸即油炸食品等、红肉及牛肉、羊肉等,

以及糖的摄入。

（4）药物干预，主要是针对基础疾病的治疗，有效控制其他心血管疾病的发展如糖尿病、肥胖症、高血压及高血脂等。

（5）保持社会交往，多与人进行交流，既可以训练表达和理解能力，又可以避免社交隔离与抑郁。

（杨蓉）

八、应对失眠有妙招

01 ▸ **失眠的危害**

您曾有头痛、反应迟钝、注意力不集中的时候吗？您曾有疲倦、乏力、无精打采的时候吗？您曾有情绪异常、焦虑烦躁或情感淡漠的时候吗？您曾有记忆力、判断力下降，无法完成日常工作的时候吗？这些其实都可能是失眠惹的祸。

睡眠是生命中的一个重要生理过程，人的一生中有三分之一的时间在睡眠中度过。睡眠可以促进生长、消除疲劳、恢复精力，睡眠还有助于提高机体的免疫力、增强机体的抵抗力，并与神经系统发育成熟、记忆的储存有密切的关系。

导致失眠的因素很多，心理因素是主要原因之一，长期的紧张、焦虑、心理压力过大会影响睡眠。保持愉快乐观的情绪，避免过多的忧愁、焦虑，尽量放下思想负担，有利于预防失眠的发生。当然，偶尔失眠不要紧张，不会对身体有太大的危害。

02 ▸ **如何应对失眠**

失眠的心理行为治疗的核心是认知疗法、刺激控制疗法、睡眠限制疗法、松弛疗法的联合使用。首先，要有一个合理的睡眠期望，不要将所有的问题都归咎于睡眠，不要过分关注睡眠，不因为一晚没睡好就产生挫败感，每天睡前默念一下："睡眠不好没什么大不了。"因为睡眠本身不好还不算问题,因为睡不好而紧张才更不好。越紧张,越睡不好,如此形成一个恶性循环。其次,有睡意时才卧床准备睡觉,如果完全没有睡意,不要卧床。如果卧床 20 分钟还不能入睡,那么最好起床离开卧室,去做一些简单的活动,等再有睡意时返回。与睡眠无关的活动,如看电视、看书等,也尽量不要在床上进行。再次,卧床时可以进行松弛训练,如练习深呼吸,边数数边深呼吸,吸气 4 秒,屏住 3 秒,再呼气 4 秒,循环往复,坚持关注在自己的呼吸上。最后,不管前一晚睡眠时间的长短,保证起床时间规律,尽量不要在白天小睡。如果还是睡不好,可以入睡前服用安眠药,但尽量不要每天都服用。

03 ▸ 安眠药的作用

目前临床上治疗失眠的药物主要有镇静催眠药(巴比妥类、苯二氮䓬类、非苯二氮䓬类)、褪黑素受体激动剂、抗抑郁药等。其中,镇静催眠药的使用最为普遍,大家了解的安眠药中,艾司唑仑、地西泮、阿普唑仑、氯硝西泮等属于苯二氮䓬类,佐匹克隆、右佐匹克隆、唑吡坦、扎来普隆等属于非苯二氮䓬类。

苯二氮䓬类镇静催眠药能快速诱导入睡,减少夜间惊醒次数,延长睡眠时间,提高睡眠质量,但对精神运动和认知功能有影响,用药相关的跌倒和认知功能减退多见,老年人使用时要予以关注。此外,半衰期越长的苯二氮䓬类药物越容易导致清醒后的宿醉效应,即昏昏沉沉、不清醒感,半衰期越短的苯二氮䓬类药物越容易产生耐受,即服用一种安眠药一段时间后,其入睡效果就没有那么好了,药效变差,停药时可能出现反弹性失眠。非苯二氮䓬类药物在镇静催眠的同时不会产生认知和精神运动功能损害。此类药物具有快速诱导睡眠、延长睡眠时间、明显增加深睡眠、清醒后无宿醉效应、不易产生耐受性、停药后反跳症状轻微等特点。

需要强调的是,大部分安眠药物的成瘾作用并不强,不少人一直吃一片睡眠药入睡,不用加量,但不吃就睡不着,这可能是心理依赖,不是成瘾。当然,偶尔服用安眠药,也没有那么可怕。一整晚都睡不着对身心健康的危害明显高于偶尔吃安眠药。

04 ‣ 睡眠障碍就是失眠吗

睡眠障碍是指睡眠量不正常及睡眠中出现异常行为的表现。睡眠量的不正常包括睡眠量过度增多和睡眠量不足(即失眠)。睡眠中的异常行为指梦游症、夜惊、梦魇、磨牙、不自主笑、肌肉或肢体跳动等。其中,失眠是睡眠障碍最为常见的临床表现。引起睡眠障碍的因素众多,常与躯体疾病有关,也受长期的思虑过多或精神负担过重、脑力劳动、劳逸结合长期处理不当、病后体弱、药物使用等因素的影响。睡眠障碍会引起健忘、衰老、肥胖及其他疾病。我们周围大约1/3的人存在睡眠障碍的问题,这个问题需要引起大家的关注。

05 ‣ "春困秋乏夏打盹,睡不醒的冬三月"是真的吗

您是否白天经常觉得很困倦,特别想睡一会儿呢?您是否起床很困难,怎么也睡不醒呢?与同龄人相比,如果睡眠时间病理性增加达到25%,睡眠过深或过长,伴有转醒的困难,就要考虑睡眠过度了,这可能是脑炎、脑瘤、糖尿病、心血管疾病、尿毒症、镇静安眠药物中毒的信号,也可能是抑郁症的一个症状。这时就需要及时就医,进行检查,寻找病因,针对原发疾病进行治疗。

06 ‣ 儿童失眠危害大,早点处理远离它

儿童睡眠障碍一般发生在2~12岁的儿童身上,是指在睡眠时间

不足和睡眠过程中出现的各种影响睡眠的异常表现,如睡眠不安、入睡困难、夜惊、夜行症等。儿童睡眠障碍的病因非常复杂繁多,包括躯体疾病、饥饿/过饱、口渴、养育方式不当、睡眠习惯不良、精神因素、环境因素及社会心理因素的影响。儿童睡眠障碍可能随年龄增长,成为成人后变成睡眠障碍的主要发生因素。对于儿童来说,高质量睡眠有助于儿童的智力发育,与儿童的认知功能、学习和注意力密切相关并且能促进其体格生长。学龄儿童如果不能够获得足够而良好的睡眠,会影响智力发育,造成情绪、行为、注意力等方面的问题。儿童睡眠障碍的治疗,通常建议以行为治疗为主,父母的支持、鼓励和安慰对睡眠问题的解决是相当重要的,应了解孩子潜在的忧虑并随时给予可能的支持,绝不能粗暴地恐吓和惩罚。睡觉时间也应是规则的、固定的,应将变动限定在最小范围内。睡觉前的一段时间应是安静的、平和的,刺激性的活动应绝对避免。掌握了睡眠与健康的相关知识,有意识地避开危险因素,或是及时发现原因,及时就诊,解除影响因素,可以大大减少儿童睡眠障碍而产生的健康隐患。

07 ▶ 关爱老年人,从关注老年人睡眠开始

老年人睡眠的特点包括睡眠时间缩短、睡眠间断、容易早醒、睡眠在昼夜间的重新分布(夜间睡眠减少,白天睡眠增多)。这些特点表明老年人无法拥有孩子般的睡眠,但还是有些方法可以改善老年人的睡眠质量的。

(1)饮食调节:午后避免饮用茶、可乐、咖啡等兴奋性饮料,睡前可食用一些促进睡眠的食物,如牛奶等,饮用量需控制,避免夜间上厕所次数过多。

(2)创造良好的睡眠环境:卧室温度适宜,光线适度,选择舒适的枕头和床垫,环境安静,少受打扰等。

(3)睡眠行为指导:使用摇椅、背部按摩、音乐疗法、睡前稍做活

动、泡热水澡等促进精神及身体放松,提升其睡眠质量。

(4) 培养良好的睡眠习惯:需保证起居规律,限制午间休息的时间。睡前放松精神避免过度兴奋、肌肉放松,心境平静,做好室内通风。

08 ▶ 睡眠健康知多少

睡眠是大脑的一项基本功能,会受到身体不适、情绪变化、突发事件等因素的影响,而发生波动。希望自己睡眠的时间或节律每天固定不变是不太现实的。

很多人会觉得睡眠时间 6～8 小时是最好的,如果没有睡够这么多时间就会很紧张。也有些人觉得晚上醒来 2～3 次,就说明睡眠不好。其实大可不必如此紧张,每个人对睡眠的需求也是不一样的,不管晚上睡了几小时或者醒来几次,只要醒后能很快再入睡,第 2 天起来全身舒适,疲劳感消失,头脑清醒,精力充沛,而不是感到疲倦或者昏昏欲睡,影响到第 2 天的学习工作,那就没什么问题。一般来说,睡眠时间与年龄是成反比的,婴幼儿所需的睡眠时间是最长的,儿童、青少年、成年逐步减少,老年对睡眠的需求是最少的,而且深睡眠也会减少,容易醒,这就是老年的正常状态,不需要为此紧张焦虑。

(杨蓉)

九、保卫健康,远离胃癌

01 ▶ **胃癌,离我们有多远**

最新数据显示,我国目前胃癌发病率和死亡率均位列恶性肿瘤的第 3 位,严重威胁人民群众的生命健康。我国胃癌男性发病率和死亡率均高于女性;且发病率和死亡率的高危年龄在 40 岁之后,并在 80 岁以上人群中达到高峰。此外,胃癌的发病还和地区、地域有关,我国中部地区胃癌发生率和死亡率最高,其次为东部地区,最后为西部地区;从地域来看,我国农村地区胃癌发生率高于城市地区。随着生活方式和饮食结构的改变,以及胃癌防治意识的提高,其发病率在逐渐降低。但是胃癌的死亡率仍然居高不下,因此我们仍然要对胃癌保持足够的警惕。

02 ▶ **胃癌发病的高危因素**

胃癌的发生和饮食有很大关系,哪些食物会影响胃癌的发病呢?第一,高盐和腌制食品。每天摄入的盐超过 10 g,会增加胃癌的发病率。高盐饮食可以直接损伤胃黏膜,增加机体对致癌物的易感性。腌制食品如咸菜当中过量的亚硝酸盐是致癌的主要成分。第二,加工肉类和红肉。过量吃烤肉、红肉,这些都可以导致胃癌的风险增加。加工肉类如果经过烟熏、烧烤等过程会导致多环芳烃、杂环胺等致癌物质含量大大增加,从而增加致癌的作用。第三,饮酒。乙醇可以直接刺激损伤胃黏膜。第四,饮食不规律,用餐速度快,暴饮暴食,吃剩菜剩饭等。这些不良饮食习惯会导致胃黏膜反复损伤修复,降低胃黏膜的保护作用,长期作用可能会引发癌变。第五,新鲜蔬菜水果的摄入量不足。第六,精神、工作压力太大,长期在高压力的精神状态下很容易导致应激性的胃炎、胃溃疡,甚至是胃癌的发生。因此提醒大家,远离胃癌要保持良好的心态,规律的生活方式,尽量少吃外卖和快餐。

03 ▸ 幽门螺杆菌的危害

幽门螺杆菌(Hp),是一种螺旋形的细菌,它能长期存活在胃里,主要是寄生在胃黏膜上,目前是世界卫生组织公认的第一类生物致癌因子(图3)。感染幽门螺杆菌可能会引起胃炎、胃溃疡、十二指肠

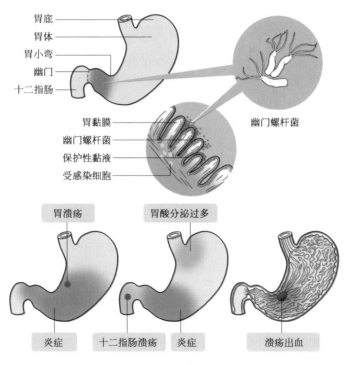

图3 幽门螺杆菌会引发的病症

溃疡甚至是胃癌等胃部疾病。幽门螺杆菌感染率高,主要是因为它的传播途径是消化道传播。一个家庭里如果不分餐或者使用公筷,那么一个人感染了幽门螺杆菌,其他家庭成员被感染的概率也会很高。比如生活中口对口给孩子喂饭,这很容易让孩子感染幽门螺杆菌。感染幽门螺杆菌以后,一部分人并不会出现明显的症状,但有些人会出现上腹部不适、反酸、恶心、口臭等症状,如果你有以上这些症状,可以去医院做一个幽门螺杆菌检查,常用的方法如碳-13(C13)或者是碳-14(C14)呼气试验或胃镜检查,看看自己是否感染了幽门螺杆菌。

04 ▸ 关于幽门螺杆菌的 6 个误区

(1)误区一:检查发现幽门螺杆菌就诚惶诚恐,以为自己离胃癌只有一步之遥。这是非常错误的,千万不要人为地去制造焦虑,事实上我国有超过 50% 的人胃内有幽门螺杆菌,而最终发展为胃癌的人群极少。而且从感染幽门螺杆菌到最终发展成胃癌,这通常是个非常漫长的过程,需要 10 年以上,所以不要查出一点什么,就特别焦虑。

(2)误区二:认为幽门螺杆菌是人类的共生伙伴,根本没有必要治疗。相比于第一个误区,这是另一个极端。对于幽门螺杆菌是敌是友的这个问题,目前医学界已经达成共识。一旦发现幽门螺杆菌感染,对于消化性溃疡(不论是否活动或有无并发症史)、胃黏膜相关淋巴组织淋巴瘤这两类人群指南强烈推荐根治幽门螺杆菌;而对于慢性胃炎伴消化不良症状、慢性胃炎伴胃黏膜萎缩或糜烂、早期胃肿瘤已行内镜下切除或胃次全手术切除、长期服用质子泵抑制剂、胃癌家族史、计划长期服用非甾体抗炎药(包括低剂量阿司匹林)、不明原因的缺铁性贫血、特发性血小板减少性紫癜、其他幽门螺杆菌相关性疾病(如淋巴细胞性胃炎、增生性胃息肉、Menetrier 病),以及证实有幽门螺杆菌感染的这些人群,指南作为普通推荐,认为进行规范的抗幽门螺杆菌治疗利大于弊。

（3）误区三：感染幽门螺杆菌，杀了也没用，一起吃顿饭还会再感染。这也是非常大的误区。事实上，对于免疫力健全的成人，其实并非幽门螺杆菌的易感人群。而感染了幽门螺杆菌的朋友真正根除成功后，再感染的概率也是极低的。

（4）误区四：过分将自己的症状不适与幽门螺杆菌强行关联起来。事实上，大多数幽门螺杆菌感染并没有什么症状，即使有症状，也不一定是这个菌引起的。有人可能说口臭和幽门螺杆菌有关系，其实80%以上的原因都是因为口腔局部的问题。

（5）误区五：听信广告宣传，如牙膏、漱口水、各种偏方能够代替处方药物来解决幽门螺杆菌的问题，这是错误的。事实上，目前指南推荐的标准治疗方法为三联疗法或四联疗法，也就是用三种药或四种药联合起来治疗，即一种抑酸药，加上两种抗生素，加上一种铋剂（三联疗法中无铋剂）。由于幽门螺杆菌的耐药性越来越多，目前我国三联疗法的根治率较低。临床上比较推荐四联疗法，即四种药联合应用14天来根除幽门螺杆菌，根除成功率很高。

（6）误区六：根治幽门螺杆菌后立刻复查。其实这是不对的，因为短期内的复查很容易造成服药后假阴性的结果。因此为了避免假阴性情况，建议规范抗幽门螺杆菌治疗至少1个月后再去复查幽门螺杆菌。

05 ▸ 胃炎与胃癌的关系

我国的胃癌新发病例数和死亡人数在全世界位居首位，那胃炎与胃癌有什么关系呢？胃癌是怎么一步步发生的？首先，胃黏膜上皮细胞是人体里非常勤奋的细胞之一，它一直在分裂再生。平均每3天胃黏膜细胞就全部脱落一遍，换一批新的年轻的细胞上岗干活。它这样勤勤恳恳地工作，让我们的胃黏膜成为一块肥沃的土壤。然而病从口入，这块肥沃的土壤不可避免地要遭受到虫害，比如幽门螺杆菌感染，就是很常见的虫害，它会导致炎症，也就是浅表性胃炎。

基本上每个人多多少少都会有浅表性胃炎。但如果"虫害"比较严重，或者经常饮食不规律、不健康，让胃黏膜得不到足够的休息，炎症就无法愈合，"土壤"越来越贫瘠，这就发展为慢性萎缩性胃炎。大约有20%的浅表性胃炎会发展为慢性萎缩性胃炎。此时，要抓紧时间寻找原因，根治幽门螺杆菌，改善饮食习惯。

那如果再不注意，后面会怎么样呢？慢性萎缩性胃炎，胃黏膜的防守是空虚的，它会有一群"杂草"趁虚而入。这个杂草原本是在肠道里的，叫作肠上皮细胞。如果杂草长到胃内，就叫作肠上皮化生，这一步其实已经是癌前病变。如果这个杂草（肠上皮细胞）在胃黏膜越长越多，破坏了原有的生态平衡，细胞失去管控，直到有的细胞基因突变获得了无限分裂的能力，然后开始快速畸形的生长，这就是异型增生，此时距离胃癌只有一步之遥。这时候如果做个胃镜检查或手术，把那块异型增生的部分切掉，也是可以阻止进展为胃癌的，所以说胃癌的早期防控是最为关键的。

06 ▸ 心态和情绪对胃癌的影响

心态和情绪对胃癌的发病有着重要的影响。有研究结果显示，A型性格（争强好胜、脾气暴躁等）、婚姻家庭不和谐、精神曾受过创伤或刺激、精神压抑、焦虑、抑郁、人际关系差和自我调节能力差均可能增加胃癌发生的风险。而且精神心理状态差也会影响到我们的生活、睡眠和饮食，由此可见心理因素与胃癌关系非常密切，保持良好的心理健康状态有助于避免胃癌发生。

07 ▸ 胃癌的遗传性

遗传是胃癌非常重要的危险因素，与胃癌患者有血缘关系的人群，其胃癌发病率明显升高，是普通人群的2～3倍，且胃癌患者一级亲属的发病率显著高于二、三级亲属。因此，建议有胃癌家族史的人群要定期行胃镜检查。远离胃癌，离不开家庭所有成员的共同努力，除了胃癌本身具有的家族遗传特点，共同家庭环境中的生活方式，如膳食因素、饮用水、居住生活环境、家庭关系、幽门螺杆菌感染等都会影响胃癌的发生。因此，抵御胃癌需要家庭的齐心协力。

如果家中有人不幸患了胃癌，这时候作为家属对患者各方面的支持尤为重要。除了经济、生活等方面的支持照顾，心理帮助也不容忽视。具体包括以下几个方面：

（1）胃癌患者疾病诊断时。家属要针对患者初期的心理反应，如恐惧、消极、多疑、轻生、否定及失望等，先不要急于纠正患者的否定心理，以减少癌症诊断信息的突然沉重打击，这样有利于患者做好身心两方面的应变准备。对于病理检查确诊为胃癌的患者，其疗效和预后应暂时保密，使其思想上有一个过渡性适应阶段，以避免现实的危险行为，家属要做好自身的思想工作，稳定好情绪，妥善照顾患者，同时要使患者尽快适应角色的转换和环境的适应。

（2）胃癌患者治疗过程中。作为家属，需要关注患者病前的社会角色和对所患疾病的认识，从家庭的角度，加强心理疏导，解除思想顾虑，协助患者进行康复锻炼，让患者树立战胜疾病的信心，帮助患者正确认识肿瘤治疗，并通过亲朋好友帮助患者建立良好的社会支持系统。

（3）康复出院后的心理支持。患者出院后，家属除做好患者的照顾外，还要针对患者术后普遍存在的情绪低落，提高患者对疾病的认识，帮助患者保持乐观的生活态度，尽量减少对患者的负面影响，鼓励患者寻找生活中的乐趣，使其有自我满足感。

08 ▸ 正确看待胃肠镜检查

胃肠镜对于胃肠肿瘤的预防具有非常大的意义。因为胃肠肿瘤有时是从一个小小的息肉演变而来，所以我们做胃肠镜一方面可以发现息肉,把息肉切掉,这样就把癌症的种子去掉了。另一方面,如果我们及时做胃肠镜还可以发现早期肿瘤,那么它的治愈率是非常高的。有研究表明,早期胃肠肿瘤的治愈率可达到 90% 以上。也就是说,如果我们早期发现胃肠肿瘤,治愈的概率非常高,所以胃肠镜的检查,是非常必要的。

另外,很多人对胃肠镜检查都有误区,在这里也和大家分享几个最常见的误区。

(1) 误区一:觉得胃肠镜检查太痛苦,根本承受不了。其实只要做胃肠镜的医生技术比较娴熟,患者也配合得非常好。即便是普通的胃肠镜,虽然有不适感,比如胀气、疼痛,但绝大多数人都是能耐受的。当然,也有少部分人对疼痛非常敏感,这类人群可以选择无痛胃肠镜。

(2) 误区二:胃肠镜需要每年都要做吗? 其实这是没必要的。如果出现便血、腹痛、消瘦、贫血等一些明显的消化道症状,应该及时去做。但如果没有任何上述的症状,建议 45 岁以上最好去做一次胃肠镜检查。而对于高危人群,建议人 40 岁开始进行胃肠镜筛查。如果胃肠镜检查的结果没有异常,那么我们可以间隔 3～5 年再去查一次。当然,如果检查出来有一些胃肠道的问题,比如息肉,这个时候需要听从专业医生的建议定期进行复查。

(3) 误区三:无痛胃肠镜最好不要做,麻醉过后就会记忆力减退,人容易变笨。其实这是错误的看法,在临床上,医生更推荐无痛的胃肠镜检查,因为无痛胃肠镜在整个检查、治疗的效能及舒适程度上,都要显著优于普通的胃肠镜检查,当然它在检查费用上也会更贵一点。此外,无痛麻醉用的药物,在身体内也会很快代谢排出,不会留下后遗效应。因此,临床上对于那些无法耐受普通胃肠镜或者对疼痛非常敏感,或者要做一些胃肠镜下治疗处理的人群,无痛胃肠镜是很好的选择。而无痛胃肠镜麻醉以后出现记忆力衰减、人会变笨是毫无根据的。

(杨森)

十、胃肠功能紊乱知多少

01 ▸ 反复胃肠不适，为什么查不出问题

恶心、胃胀、胃痛、反酸、腹泻、便秘等胃肠不适，反反复复，去医院做了不少检查，却什么问题也没查出，让人不胜其烦。其实这类情况，需要考虑是不是胃肠道功能紊乱在作祟。

消化系统疾病，一种是器质性病变，是指消化器官的组织结构发生了病理性的改变，比如炎症、肿瘤、损伤等；另一种是功能性改变，有症状，但相应器官的组织结构并不发生病变，检查不到形态学或生化异常。

这一类反复发作的，有胃肠道功能性改变症状的，但并不发生器质性病变的疾病，称为胃肠功能紊乱，也称功能性胃肠病。它不是一种单一疾病，而是一大类包含 30 多种慢性疾病的复杂疾病，全球患病率超过 40%，主要涉及部位包括食管、胃部、肠道、胆道、肛门等。常见疾病为功能性消化不良和肠易激综合征。

功能性胃肠病的原因也很复杂，它与"肠-脑轴"（大脑和肠之间的沟通桥梁）互动异常有关，是由生物、心理、社会因素共同作用所引起的。也就是说，不仅与胃肠神经、动力、菌群等生物因素有关，还可能与心理及社会因素有莫大关系。生活中，有人一生气就胃疼、一紧张就拉肚子都是这个原因。

02 ▸ **功能性胃肠病会导致抑郁、焦虑吗**

功能性胃肠病合并精神症状非常普遍,比如焦虑、抑郁、失眠、头痛、注意力不集中等。尤其是胃肠道症状严重或顽固的患者,心理合并症发生率达到 42% ～61%。我们前面提到,功能性胃肠病的发病机制很复杂,涉及肠脑相互作用的双向失调,以及肠内菌群失调、黏膜免疫功能改变、内脏超敏反应和胃肠道动力异常等多种因素。目前认为,功能性胃肠病是一种心身疾病。各种情绪变化,尤其是长期高度紧张会干扰大脑的正常活动,造成脑-肠轴紊乱,引起内脏感觉过敏,进而引起胃肠道功能紊乱。但同时,胃肠症状反复发作,长期影响生活质量,也可以诱发或加重焦虑或抑郁的情绪。

因此,精神症状是在胃肠病症状之前就有的,还是由胃肠病引起的,需要根据每个人不同的病史具体分析。

03 ▸ **理性看待肠道益生菌**

近年来,肠道益生菌受商业吹捧一度走上"神坛"。相关产品的宣传从减肥瘦身到美容养生,再到抗癌、抗抑郁等,应有尽有,似乎无所不能。而近期某知名教授对益生菌推广的打假,再度将其推到风口浪尖。益生菌究竟是不是骗局? 对于这个问题,我们需要以科学证据为基础,理性看待。

目前研究证据较充足,且有医学指南推荐应用益生菌治疗的疾病有:幽门螺杆菌胃炎、抗生素相关腹泻、肠易激综合征、炎症性肠病、便秘、非酒精性肝病及肝硬化。益生菌与其他疾病,如精神障碍、糖尿病、肥胖、癌症之间的关系也取得了一定的进展,但在临床应用方面仍缺乏充足的科学依据支持。

此外,我们必须要知道的是,益生菌包括很多种菌群,每个菌种具有不同的功效,并且不同的服用方式和剂量都会影响其效果。假如服用的菌群和症状之间没有关系,那么补充再多益生菌也是徒劳。目前,市场上益生菌的商家宣传很多,需小心辨别,是正规药品还是吹嘘噱头。当然,是否需要服用及如何服用,最好咨询医生。

04 ▸ 如何饮食能为消化不良的胃"减负"

感觉食物不消化,总是肚子胀,问题就出在胃的排空速度上。胃的排空速度与食物的量和性质有关,液体食物比固体食物排空快,比如喝水,水的排空速度就很快。小颗粒食物比大块食物快,这也是为什么吃饭要细嚼慢咽。三大营养物质中,糖类的排空速度最快,蛋白质次之,脂肪的排空速度最慢,对应我们常吃的食物,米饭、馒头的排空速度最快鸡肉、鱼虾等白色肉类次之,猪、牛、羊等红色肉类排空速度最慢。由此可见,如果我们一次性吃过多的食物、咀嚼得不够细致,或者食物过于油腻,就会加重胃的工作负担,从而加重消化不良。

因此,日常饮食上,建议大家注意以下几点:

(1)少量多餐,减少饭量,每顿吃到七八成饱就好。

(2)吃饭时注意细嚼慢咽,建议一口饭至少要咀嚼20次,可以通过用沙漏计时或吃饭同时默默数数的方式刻意练习,逐渐改变进食过快的习惯。

(3)食物搭配注意营养均衡,不要吃太多的肉类。肉类中优先选择脂肪含量更少的,比如,白色肉类比红色肉类排空快,红色肉类中,含脂量低的牛肉比含脂量高的猪肉排空速度快。

(4)饭后可以散散步,有利于胃肠蠕动和排空。

05 ▸ 饭后就运动,可以改善消化不良吗

俗话说:"饭后百步走,活到九十九。"但也有人说饭后运动会导

致胃下垂。哪种说法更有道理呢？饭后如何运动有科学依据吗？

从理论上讲，机体在运动时，运动肌需消耗大量氧气和能源物质，全身的血流量要进行重新分配，使骨骼肌血管扩张、血流量增加，使内脏血管收缩、血流减少。胃肠道血流量较安静时可下降约 2/3，并伴有消化液分泌明显减少。可见，运动可使胃肠道收缩活动减弱、消化液分泌量下降，从而抑制消化功能。但饭后的日常活动，如洗碗、散步等，并非剧烈运动，是不会分流走太多血液供应的，反而有助于胃肠蠕动，可促进消化。因此，我们需要注意，饭后不要马上去进行跑步、打球这样的剧烈运动，不仅影响消化，甚至可能会引起呕吐、腹痛、胃肠道扭转、胃下垂等问题。

因此，建议进餐至少 1 小时以后再考虑有一定强度的运动。

06 ▶ 肚子总胀气，怎么办

肠道排气是一种正常的生理现象，人摄入食物后，经过消化道分解产生气体，再排出体外。如果肠道里产生的气体过多，或者是排出通道不畅，排气频率减弱，胃肠部就堆积了更多的空气，引起胀气。我们可以通过以下几个方法缓解肚子胀气。

（1）控制源头，少吃高产气食物。容易引起胀气的食物有：高淀粉类的食物，比如面粉、红薯、山药、土豆、芋头、南瓜等；豆类及豆制品，如大豆、黄豆、扁豆、豆腐、豆浆、腐竹等；部分蔬菜，如卷心菜、花菜等十字花科蔬菜，以及洋葱、萝卜、芹菜、白菜等；其他，如碳酸饮料、咖啡、浓茶等，以及一次性摄入过量的盐，也可以导致肠道产气；此外，乳糖不耐受的人喝牛奶也容易产气。

（2）吃饭细嚼慢咽，少说话。人们在咀嚼及吞咽时会混入空气，大口吞咽，以及边吃饭边说话，都容易混入过多的空气。

（3）饭后适量运动。饭后适度运动，比如散步，有利于肠道蠕动，缓解胀气。

（4）顺时针方向揉肚子。食物是循着肠道分布的顺时针方向前进的，因此，我们可以通过外力按摩帮助肠道进行蠕动，从而促进排气。操作上，以肚脐为中心，围绕肚脐用手掌顺时针按揉腹部，注意用力不要太大。

（5）使用药物，可以吃一些促进胃肠动力的药物缓解胀气。但要注意，如果发生停止排气、排便，或者胀气严重引起腹痛、呕吐，要尽快就医，不要自己处理。

07 ▸ 一紧张就拉肚子，可能是肠易激综合征惹的祸

生活中有没有这样的尴尬时刻，当你全力以赴准备进入考场时，当你工作会议中面临重要演讲时，不争气的肚子总是翻江倒海，拖足后腿。如果一遇到紧张时刻就拉肚子，要警惕患上肠易激综合征的可能。

肠易激综合征是一种常见的肠道功能紊乱性疾病，以腹痛、腹胀、排便习惯改变为主要临床表现，症状多反复发作或持续存在。我国肠易激综合征的总体患病率为 1.4%～11.5%。以中青年人患病为主，女性较男性多见，有家族聚集倾向，常与其他胃肠道功能紊乱性疾病并存，如功能性消化不良。按照排便特点，肠易激综合征又被分为腹泻型、便秘型、混合型和不定型 4 类，我国以腹泻型多见。目前认为它是一种多因素导致的综合征，最为相关的是食物和心理因素，比如有些人喝了牛奶或吃了过敏食物会拉肚子，这就是食物因素；而开篇所说的一紧张就拉肚子，是心理因素。

肠易激综合征的症状反复发作可长达几年甚至数十年。腹痛、腹胀和胀气、大便含黏液、便秘、腹泻，尤其是进食后或者早晨大便后仍感觉没有排干净、排便急等，都是肠道易激综合征的主要症状。部分患者还会有胸痛、心悸、尿频等胃肠外表现和失眠、焦虑、抑郁、头晕等精神症状。在我国，肠易激综合征最多见的是腹泻型，表现为排

便频繁、排便急,粪便呈糊状或稀水样,每日 3～5 次,严重者可多达10 余次。而便秘型肠易激综合征则表现为排便困难,大便干结、量少,伴有腹胀和排便不净感。

我们可以按照以下步骤测试自我排查。

（1）是否腹痛、腹胀反复发作,而排便后症状改善?

（2）是否伴有排便频率的改变,同时伴有粪便外观改变?

（3）以上情况是否已持续超过 6 个月?

（4）以上情况最近 3 个月内每周是否至少发生 1 天?

如果符合以上 4 条,需要考虑诊断肠易激综合征,应当及时就医,等医生帮助排除其他可能的器质性疾病,明确诊断。

08 ▸ 肠易激综合征患者如何自我管理

肠易激综合征的病因与饮食、心理和生活方式等多种因素密切相关,并且容易反复发作,难以根除。因此,在治疗上,除了接受药物治疗,患者的自我管理显得尤为重要。

（1）低发酵性糖类（FODMAP）饮食。富含发酵性寡糖、双糖、单糖和多元醇的食物,统称为 FADMAP 饮食。这类食物因其难以被小肠吸收,容易升高肠腔渗透压,在结肠中易被发酵产生气体,从而容易引起腹痛、腹胀等相关症状。以下食物应避免较多食用:

1）FODMAP 中的寡糖主要指低聚果糖,日常食物主要包括小麦、洋葱、豆类、芦笋、甜菜根、甘蓝、苹果、桃子、柿子、西瓜、开心果等。

2）FODMAP 中的单糖类成分主要指果糖,不包括葡萄糖,日常饮食中,果糖含量丰富的食物主要包括苹果、梨、西瓜、芒果、蜂蜜等。

3）FODMAP 中的双糖主要指乳糖,日常饮食中乳糖主要来源于牛奶、奶酪等。

4）FODMAP 中多元醇主要包括山梨醇和甘露醇,日常饮食中,苹果、梨、西瓜等水果中山梨醇含量较高,蘑菇、花菜等蔬菜中甘露醇含量较高,无糖口香糖中多元醇含量是水果、蔬菜含量的 10 倍左右。

（2）建立规律饮食习惯,避免刺激性食物。饮食定时定量,忌过饱,进餐要细嚼慢咽,不可暴饮暴食。饮食宜清淡,避免生冷、油腻、辛辣、浓茶、咖啡等刺激性饮料及食物;戒烟酒。

（3）平和心态,放松紧张情绪,保持精神愉快;注意休息,避免熬夜,保证充足睡眠。

（4）劳逸结合,适当锻炼身体。运动也有利于获得正面积极的情绪。

09 ▸ 抽烟酗酒和胃肠功能有关系吗

很多人都知道抽烟伤肺、酗酒伤肝。很少有人知道抽烟酗酒也会影响肠胃。

吸烟时少部分烟可直接吞咽至食管到胃甚至到肠,这些烟直接和胃肠道黏膜接触。而进入呼吸道的大部分烟被血液吸收后也会转运至全身。尤其在饭后胃肠血液循环加快,人体吸收烟中的有毒物质能力增强,导致多种消化系统疾病发生。吸烟可引起反流性食管炎和食管癌。吸烟者食管癌的发病率高出正常人 4～10 倍。吸烟引起胃酸分泌过多,并降低胃黏膜的血流量,使胃黏膜缺血,丧失抗酸能力,导致溃疡发生且不易愈合。此外,吸烟还会影响胃肠道的运动功能与分泌功能,使胃液和胰液的分泌减少,食欲减退,并出现消化道功能障碍,使消化道发生炎症。

喝酒同样会增加胃肠疾病患病风险。酒精会刺激肠道,过量时易损伤肠道黏膜,增加肠道慢性炎症的风险。如果有长期喝酒的习惯,可能会影响肠道对营养物质的吸收,易增加患消化系统疾病的风险,如消化不良、胃肠功能紊乱、肠道菌群失调、慢性肠道炎症等;也有可能会侵蚀胃肠黏膜,造成胃肠穿孔和出血。

因此,如果饱受胃肠功能紊乱的折磨,戒烟限酒请尽早提上日程。

10 ▸ 睡眠与肠胃如何"相爱相杀"

中医上讲:"胃不和则卧不安。"胃肠问题和睡眠总是息息相关,消化的问题常常伴随着失眠。这是什么原因呢?

胃肠不好会影响睡眠,这点容易理解。恶心、呕吐、腹痛、腹泻、腹胀、便秘这些胃肠症状,会干扰患者睡眠生理导致睡眠障碍。时间长了,对病情反复的担忧和精神应激,会加重患者心理负担,由此造成中枢神经系统兴奋性异常,导致觉醒-睡眠中心功能紊乱,从而引起失眠、夜惊、梦魇、早醒和睡眠质量下降等睡眠障碍表现。

同样,睡眠不足也会影响胃肠消化功能。长期睡眠不足,可刺激自主神经,影响体内激素水平,引起胃酸、胃蛋白大量分泌,减少胃部血流量,削弱胃黏膜防御能力,减弱胃肠自愈能力,使得胃溃疡、胃肠炎症等问题的发生概率增加。而睡眠时间过长,会扰乱胃肠运作的规律。让本应分泌消化液的肠胃,无法正常运转消化功能,可诱发或加重胃肠功能性疾病。长此以往,导致胃肠发生器质性病变、胃肠黏膜充血水肿、糜烂溃疡等。

由此可见,睡眠障碍与胃肠疾病,两者可互相影响、互相加重,形成恶性循环。良好、充足的睡眠,健康的胃肠功能,一个都不能少。

(陈阳)

十一、腹痛背后的秘密

01 ‣ **我们的肚子内部是什么样的**

　　腹部，也是人们常说的肚子，是个错综复杂的神秘地带，其中藏有重要脏器，不同部位和症状的腹痛可能影响的脏器也大不同。在肚子疼时，可根据腹痛部位不同，粗略地判断是哪个器官有毛病。

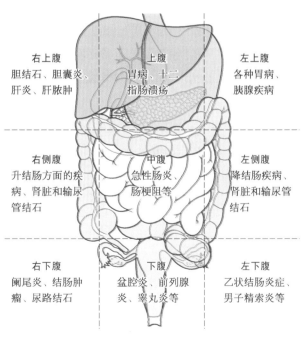

右上腹
胆结石、胆囊炎、肝炎、肝脓肿

上腹
胃病、十二指肠溃疡

左上腹
各种胃病、胰腺疾病

右侧腹
升结肠方面的疾病、肾脏和输尿管结石

中腹
急性肠炎、肠梗阻等

左侧腹
降结肠疾病、肾脏和输尿管结石

右下腹
阑尾炎、结肠肿瘤、尿路结石

下腹
盆腔炎、前列腺炎、睾丸炎等

左下腹
乙状结肠炎症、男子精索炎等

图 4　腹部疾病与腹部的位置关系

图 4 展示了下腹部的情况。

以肚脐为中点,把腹部分成 9 格,左手侧是左腹部,右手侧是右腹部。

左上腹:主要包括胃、胰脏和脾脏。

右上腹:肝、胆在这里都有。

中上腹:主要是胃、十二指肠、胰脏。

左、右侧腹:主要有肾脏、输尿管、结肠。

中腹部:肚脐的四周多有小肠盘踞在此处。

左、右下腹:有阑尾(右下腹)、结肠、输尿管、卵巢。

中下腹:该区域较为复杂,主要包括子宫、前列腺、膀胱等。

02 ▸ 健康有道,识痛有方

(1)右上腹痛:肝胆问题。

1)胆囊结石、胆囊炎:通常于餐后半小时左右发作,一阵阵发作的绞痛感(像刀子),可能是有胆结石卡在胆囊管,引起胆囊收缩。如合并有胆囊炎,阵痛会变成持久的痛,不要误以为是胃痛。

2)肝癌:若右上腹持续痛,甚至痛到出冷汗,直不起腰,可能肝脏有大麻烦了。如果有这样的症状,要怀疑有没有肝癌,尤其患有慢性乙肝者更应引起重视。

(2)中上腹痛:胃、十二指肠、胰腺出了问题。

1)胃炎:疼痛反复发作,每次持续几天,并且有胀气、反酸、恶心,可能是胃炎。

2)胃、十二指肠溃疡:肚子饿时就痛,吃了东西还是痛,可能是胃溃疡。肚子饿时就痛,吃点东西后腹痛有改善,可能是十二指肠溃疡。

3)胰腺炎:吃了大量油腻的食物或者酗酒后,中上腹持续疼痛,并愈演愈烈。这时候就连腰背部都随之疼痛,一吃饭就疼得很明显,可能是急性胰腺炎。

（3）左上腹痛：外伤后当心脾脏破裂。

脾脏破裂：多有外伤史，出现左上腹疼痛，伴有头晕、心慌、出冷汗等休克的早期表现，有时左侧肩部也会出现牵涉疼痛。

（4）左右侧腹痛：需谨"肾"。

1）肾结石、肾绞痛：喝水不多的男性容易发作，腰腹部突然剧烈疼，还感觉下半身也跟着疼，可能是肾绞痛，可伴有尿血。

2）结肠炎：反复腹痛、腹泻、解黏液大便，可能有结肠炎。

（5）中腹痛：小肠发难。

1）急性肠炎：受凉或吃了不卫生的食物后出现突发疼痛，一阵阵加剧，上吐下泻、可伴有发热，可能是急性肠炎。

2）肠梗阻：中腹部一阵阵绞痛，整个肚子鼓起胀气，不排气，也不排大便，可伴恶心、呕吐。要小心肠梗阻，应及时就诊，避免引起肠坏死。

（6）左右下腹痛：谨防阑尾炎、宫外孕、输尿管结石。

1）急性阑尾炎：刚开始上腹痛或者脐周中腹部周围痛，数小时后痛感转移到右下腹，持续性痛，并且阵发性加剧，可能是阑尾炎（可能还伴有发热、腹泻、呕吐等症状）。

2）输尿管结石：肾结石下落到输尿管时，因结石与输尿管的管壁摩擦挤压，导致输尿管损伤可出现血尿、下腹剧烈疼痛。

3）宫外孕：有性生活的育龄期女性，出现停经、不规则阴道流血，下腹剧烈疼痛，警惕宫外孕。

4）结肠炎、盲肠炎：一痛就想排便，排便后腹痛缓解，可能是结肠炎、盲肠炎。

（7）中下腹痛：泌尿生殖系统。

1）膀胱炎、尿道炎感染：解小便时下腹部疼痛，小便次数多，甚至小便"摒不住"，严重时可出现怕冷、发热等症状。

2）前列腺炎：男性有下腹坠胀痛，伴尿频、尿急、尿不尽的感觉小心是前列腺炎。

3)盆腔炎:女性劳累、性交、月经前后疼痛加重,伴有阴道分泌物
意味,注意可能是盆腔炎。

03 ▸ 常见腹痛

(1)急性肠梗阻:肠套叠、肠扭转、粪块异物梗阻、肠道肿瘤可
引起肠梗阻,表现为中腹部一阵阵绞痛,整个肚子鼓起胀气,不排
气,也不排大便,可伴有恶心、呕吐。要小心肠梗阻,如果变成了持
续性绞痛,并且一次比一次疼,就有可能转成更严重的绞窄性肠梗
阻。如果不及时治疗,会造成肠道穿孔、肠坏死、感染性休克,甚至
死亡。

(2)急性化脓性阑尾炎伴穿孔:急性阑尾炎大多初起上腹痛或者
脐周中腹部周围痛,数小时后痛感转移到右下腹,持续性痛,并且阵
发性加剧。如果不及时治疗阑尾炎会造成化脓穿孔、腹膜炎,从而
危及生命。

(3)急性胰腺炎:多出现于进食大量油腻食物或嗜酒之后,通常
呈现中上腹部持续性疼痛,并且越来越重,就连腰背部都随之疼痛,
吃饭的时候疼得更加厉害。重症的胰腺炎会造成胰腺胀肿、腹腔内
感染、多器官的衰竭,死亡率较高。

(4)宫外孕:有性生活的育龄期女性,出现停经、不规则阴道流
血,下腹剧烈疼痛。宫外孕引起疼痛时,整个肚子都会疼,宫外孕破
裂出血前,患者会感觉特别疼,破裂出血后,疼痛反而会感觉缓解一
点。宫外孕最常见的并发症是腹腔内的出血,一旦发作,若不及时就
诊很容易出现失血性休克,病情通常比较凶险。

(5)急性化脓性胆囊炎伴穿孔:急性胆囊炎引起的疼痛,位置是
在右上腹,会感觉像刀割一样绞着疼,一阵一阵发作,可伴有恶心、呕
吐、发热等,部分患者会出现右肩膀的放射疼。

如果胆囊炎得不到及时的治疗,可引起胆囊穿孔、胆囊周围脓肿

等,甚至发生胆汁性腹膜炎。

(6) 腹股沟嵌顿疝(小肠气):腹股沟疝气就是肠管、大网膜等离开自己的位置,钻到了腹股沟的位置。发生疝气的部位,通常会鼓个包,鼓包的地方通常可以用手推回去。但是如果恰好发生嵌顿的是肠管,那么肠子就会因为持续嵌顿没有血液供应而坏死,后果会很严重。

(7) 急性胃穿孔:一般患者多有慢性胃病病史,急性胃穿孔的典型表现为突发剧烈的上腹部刀割样腹痛,疼痛可迅速波及整个腹部,可伴发热、恶心、呕吐等症状。穿孔后胃液和食物残渣流到腹腔内引起严重的腹腔感染,一般需要紧急手术。

04 ▸ 腹痛从来不是"独行侠"

当发生肚子疼痛时多伴有其他症状,了解这些伴随症状有助于我们判断肚子疼痛的原因。

(1) 腹痛伴有血尿时,往往是泌尿系统疾病,如肾脏或输尿管结石引起的肾绞痛。腹痛伴黄疸则可能与肝胆疾病有一定的关系。

(2) 腹痛伴腹泻时,除了常见的急性胃肠炎和急性中毒,还需注意急性阑尾炎和急性盆腔炎。

(3) 腹痛伴有呕吐、腹胀、肛门停止排气、排便,提示为肠梗阻。

(4) 腹痛伴大便出血时,需注意肠套叠、绞窄性肠梗阻、急性出血坏死性肠炎、缺血性肠炎、肠系膜血管阻塞。

(5) 腹痛伴有寒战、高热,需要考虑急性梗阻性化脓性胆管炎、腹腔脏器脓肿等疾病。

(6) 腹痛合并休克时,需注意急性腹腔内出血、急性梗阻性化脓性胆管炎、急性重症胰腺炎、绞窄性肠梗阻、胃十二指肠溃疡急性出血、腹腔脏器扭转或急性心肌梗死等情况。

05

▸ **突发腹痛,痛从何来**

引起急性腹痛的原因有很多,不同疾病表现为不同部位的腹痛。可以根据腹痛的常见病因及病变性质,将急性腹痛归纳如下。

(1)炎症性腹痛:肚子里面的器官发炎。包括急性化脓性炎症和非化脓性炎症。前者如急性化脓性阑尾炎、急性化脓性胆囊炎、急性化脓性胆管炎、急性化脓性输卵管炎、急性化脓性腹膜炎等;后者如急性胃炎、急性肠炎、急性坏死出血性胰腺炎、急性坏死性肠炎等。

(2)梗阻或扭转性腹痛:肚子里的管腔发生梗阻,"下水道不通畅"或者内脏像"拧麻花"一样发生扭转。如急性肠梗阻、胆道结石、输尿管结石等。如小肠扭转、睾丸扭转、卵巢囊肿蒂扭转等。

(3)脏器穿孔或破裂性腹痛:各种原因引起我们内脏穿孔或破裂。如胃、十二指肠溃疡穿孔、胆囊穿孔、肠穿孔、外伤性肝脾破裂等。

(4)缺血性腹痛:肚子里面的脏器都需要血管供血滋养,一旦发现血管堵塞,就会引发肚子里的脏器发生缺血甚至坏死。如缺血性肠病、肠系膜上动脉栓塞、肠系膜静脉血栓形成等。

(5)出血性腹痛:肚子里的脏器因其他各种原因引起血管破裂出血。例如,育龄妇女有停经史,突然发生腹痛并应不规则出血时,可为宫外孕出血所致。

(6)其他原因引起的腹痛。

06

▸ **腹痛如何处理**

(1)首先应尽快拨打"120"进行急救或者院前转运。患者保持一个相对舒适的体位(半卧位休息,双膝屈曲),家属或陪同人员做好患者安抚工作。

(2)没有明确诊断前最好是不要吃东西,不要喝水。急性腹痛的诊断不是很容易,去医院急诊前暂时不要饮水或进食,万一是胃肠穿孔会加重病情,如果需要紧急手术,进食也会增加麻醉的风险。

(3)要慎用镇痛的药物,就是通常所说的止痛片。有的患者以为出现腹部疼痛就赶紧吃一点止痛药物。止痛药物容易掩盖疼痛的症状。医生诊断急腹症的病因,主要是根据疼痛的部位、性质程度及其进展情况,一旦用上止痛药,会掩盖症状,给医生的诊断造成困难。

(4)尽量提供最准确的信息给医生。比如腹痛刚开始发生在哪个部位,什么时候发生的,有什么样的特点,有没有什么样的诱因,向医生准确地叙述,这样会便于医生的诊治。

07 ▸ 慢性腹痛常见病因

(1)慢性炎症:肚子里的脏器长期反复慢性炎症。胃十二指肠溃疡、反流性食管炎、慢性胃炎、慢性胆囊炎及胆道感染、慢性胰腺炎、结核性腹膜炎、溃疡性结肠炎、克罗恩病、慢性膀胱炎,女性患者还需要当心慢性输卵管炎和子宫内膜异位症等。

(2)肠腔梗阻:手术创伤后肠粘连反复发作,如慢性肠道不全性梗阻。

(3)肿瘤压迫及浸润:癌症引起的慢性癌痛。以恶性肿瘤居多,如胃癌、结肠癌、肝癌、胰腺癌、肾癌、卵巢癌等。

(4)胃肠道功能性疾病:胃肠痉挛、功能性消化不良、肠易激综合征、功能性肠胀气、功能性便秘和功能性腹泻等。

(5)全身性疾病:铅中毒、尿毒症、过敏性紫癜、系统性红斑狼疮、淋巴瘤、甲状腺功能亢进或减退、癫痫、精神性疾病等。

08 ▸ 慢性腹痛应及时处理

慢性腹痛是指起病缓慢、病程较长或急性发病后反反复复发作的腹痛,是常见的消化系统疾病症状之一。由于病因复杂,诊断起来比较困难,有时也可以转化为急性腹痛。由于慢性腹痛痛感不强烈,不会对生活和工作造成太大影响,所以容易被人们忽视。殊不知有些人的慢性腹痛也可能会出现严重后果。

当出现下列状况的时候,大家一定要格外注意。

(1)上腹部隐隐作痛,伴有体重减轻、贫血,而且是中老年居多。上腹部隐隐作痛,我们常常误诊为胃炎或慢性溃疡等。但是如果伴有体重减轻,特别是伴有贫血的情况,一定要警惕胃癌或者胃部的其他肿瘤可能。因此,在机体发生慢性腹痛伴贫血、消瘦的情况下,必须引起警惕,并尽早到医院找出病因。

(2)有过腹部创伤、手术史,反复腹部隐痛、绞痛。肠粘连是腹腔内有过创伤手术、炎症或其他的原因引起的腹腔内肠管和肠管之间、肠管和腹壁之间及肠管和其他组织器官之间所产生的粘连。轻度的肠粘连可能没有明显不适的感觉,一些严重的肠粘连会出现腹部疼痛,可能表现为腹部阵发性隐痛或绞痛,甚至会出现排便不畅等情况,严重者会出现肠梗阻、肠坏死。

(3)慢性腹泻。随着现在生活节奏的加快,慢性肠炎的患者越来越多,表现为慢性腹痛和腹泻。如果在此基础上出现一些其他规律的改变,比如排便习惯和原来不一样,并且出现以下当中的一种或者几种:排便中有脓液、血液、伴有腹部疼痛、伴有消瘦等,那就应该警惕肿瘤发生的可能。

09 ▸ 腹痛不缓解,或许另有他因

腹痛未必真就是腹部问题,还有可能是因为别的病导致的症状。

(1)呼吸和循环系统疾病:如肺炎、肺梗死、心绞痛、心肌梗死、急性心包炎、胸膜炎等。部分急性心肌梗死的患者没有典型的胸骨后疼痛,而是表现为上腹痛,伴恶心、呕吐,容易被误认为胃肠道疾病,

需警惕。

（2）代谢和内分泌疾病：糖尿病酮症酸中毒、腹型过敏性紫癜、低钙血症、低钠血症、低血糖症等。血糖控制不佳的糖尿病患者，如果出现剧烈腹痛，需要警惕糖尿病酮症酸中毒。因为血糖控制不佳，会引起酮体增加，而酮体增加可以刺激腹壁神经，导致腹部疼痛。

（3）中毒和结缔组织疾病：铅中毒、系统性红斑狼疮、麻醉药品肠道综合征等。铅中毒可导致腹部绞痛。系统性红斑狼疮，可引起肠系膜血管炎，表现主要为腹痛，可伴有腹泻、腹胀、恶心、呕吐等，严重者可有消化道出血，甚至肠梗阻、肠穿孔。

（4）其他：如尿毒症、胃肠道荨麻疹、血卟啉病、腹壁带状疱疹、腹壁挫伤等。有些胃肠道荨麻疹，除了人皮肤会发生过敏反应，胃肠道也会发生过敏反应，表现为腹痛、恶心、呕吐，容易误以为是急腹症。尿毒症患者无法排毒时，毒素在身体内越积越多，会引起腹痛、恶心、呕吐等消化症状。

10 ▶ 腹痛时的常规检查

（1）实验室检查：血、尿、粪常规、血生化检查。可以帮助判断有没有炎症性疾病，有没有出血，有没有肝肾功能异常等。

（2）X线检查：胸部 X 线可有助于排除心肺疾病，也可以协助诊断胃肠道穿孔和肠梗阻。

（3）心电图：可用于排除急性心肌梗死、心绞痛等心脏疾病所致的上腹痛。

（4）超声检查：超声检查是腹痛鉴别诊断中最常用的辅助检查手段，可了解肝、胆道、胰、脾、肾脏、输尿管、膀胱等有无病变。

（5）CT 检查：CT 检查腹痛鉴别诊断中的作用明显，主要适用于实质脏器破裂、炎症、脓肿、肿瘤等的鉴别。CT 对于判断肠梗阻的部位有帮助。

（6）诊断性穿刺：腹痛诊断不明确并发现腹水时，或者怀疑腹腔出血时，可做腹腔穿刺检查。

（7）内镜检查：胃镜、肠镜辅助能检查胃和结直肠病变情况。

（马乐）

十二、别让便秘再添"堵"

01 ▸ 什么是便秘

很多人三天没大便了,会很焦虑,先来看一看专家对便秘的定义:便秘是表现为排便困难和排便次数减少、粪便干硬的一组症状。排便困难包括排便费力、排出困难、排便不尽感、肛门直肠堵塞感、排便费时和需辅助排便。排便次数减少,指每周排便少于3次。慢性便秘的病程至少为6个月。

所以到底是不是便秘,要看大便的频率、每次大便的时间,还有大便的形态。这里给大家提供一个自我检查的方法,让大家可以观察自己大便的状况。

(1)频率:每天3次至每3天1次都是正常范围,主要是要固定排便时间,而且要配合大便的形态来看。

(2)时间:3~5分钟都是正常范围,超过5分钟就代表排便不顺畅。

(3)形态:不需要用力,粪便的形状像香蕉,粗细跟软硬都适中才是正常的。需要用力,或是粪便一粒粒、粪便太硬,都算是有点便秘的状况;而不需要用力,粪便不成形或是水状、太软,都是拉肚子的状况。按照布里斯托大便分类法,3型和4型就是理想便型了,其中4型是最容易排便的形状,也就是完美的大便形状(图5)。

布里斯托大便分类法

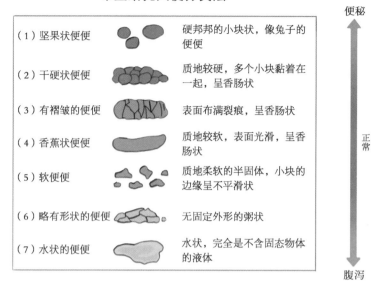

图5　布里斯托大便分类法

（1）坚果状便便	硬邦邦的小块状，像兔子的便便
（2）干硬状便便	质地较硬，多个小块黏着在一起，呈香肠状
（3）有褶皱的便便	表面布满裂痕，呈香肠状
（4）香蕉状便便	质地较软，表面光滑，呈香肠状
（5）软便便	质地柔软的半固体，小块的边缘呈不平滑状
（6）略有形状的便便	无固定外形的粥状
（7）水状的便便	水状，完全是不含固态物体的液体

便秘

正常

腹泻

---

02 ▸ **大便又干又硬，多喝水有用吗**

便秘最常见的原因就是粪便太硬、肠道蠕动变慢。这时多喝水、多吃高纤维的食物是可以帮助排便的。一般来说，正常成人每千克体重应补充 30 mL 的水分。每天喝水量应超过 2 000 mL，这样大便会不容易干燥发硬，有利于排出。从饮食上来说，以下几个方面也是对改善便秘有益的。

（1）多补充高纤维的食物：如蔬菜、五谷杂粮，尤其是不会被消化吸收的膳食纤维。可以增加粪便的体积，能够增加肠胃的蠕动功能，其中水溶性膳食纤维可以很好地起到让大便吸水和饱水的作用，那么就可以让粪便变得更加松软，能够有效防止便秘的出现。建议每天膳食纤维摄取量为 25～35 g。

（2）补充油脂：润滑肠道，让粪便更易排出，应选择优质的油脂种类摄入，如鱼油、坚果、橄榄油。

（3）补充蛋白质：让粪便比较有黏性，不容易散开。

（4）补充益生菌：益生菌可以起到很好的促进消化的作用，益生菌可以增加矿物质的吸收，能够有效地帮助补充维生素，最重要的是能够帮助大肠的有益菌的生长繁殖，促进肠道健康，起到防治便秘的作用。平时可以多喝酸奶和乳酸菌饮料，或者直接服用益生菌。

03 ▸ **别人喝咖啡清肠，我喝咖啡怎么便秘了**

为什么有些人喝咖啡会便秘，是因为咖啡中含有一种有机酸：单宁酸（又名鞣酸），这是一种强收敛剂，临床上曾用于治疗咽喉炎、扁桃体炎、痔疮和皮肤疱疹等，内服可止腹泻、肠出血等，而喝咖啡导致的排便困难，根本原因是鞣酸收敛作用下造成的粪便干硬。

但为什么又有很多人喝咖啡会腹泻呢？其实答案很简单，是咖啡因的作用。肠道功能较弱或咖啡因不耐受的群体会在咖啡因的刺激下，引起功能性腹泻。所以说，又怕便秘又想要喝咖啡的话，首先要选口感不酸的咖啡，其中鞣酸的含量就会相对较少，口感越酸，咖啡越浓，就越容易便秘。

04 ▸ **多吃香蕉就能通便吗**

大家都听说过吃香蕉能通便，小时候大便不畅，家里人就会买香蕉来给孩子吃，但其实市面上经常见到的那些蕉皮黄色、顶部发绿的香蕉，捏一下中间果肉部分也是硬的，这些都是未完全成熟的香蕉，里面含有鞣酸这种成分。而鞣酸具有非常强的收敛作用，是一种酸性物质，很容易与蛋白质发生沉淀反应，形成不容易消化的食物。因此，含鞣酸的茶、水果不要与肉类、蛋类、豆制品、乳制品等食物同时食用,否则,容易形成不溶于水、不易被消化的鞣酸蛋白凝固物。对于肠胃消化功能不佳的人来说,容易造成消化不良、腹胀、恶心的症状,甚至导致便秘的发生。

除了便秘的时候,建议平时也不要去吃那些未成熟的香蕉,尽量选择自然熟的香蕉,就是那些整个蕉身是黄色的,表面有黑色麻点的,吃起来口感甜软。成熟的香蕉含有大量水溶性植物纤维,能刺激胃肠液分泌,促进肠胃蠕动,并吸附水分到固体物,让粪便变软,从而更容易排出。

但其实,提及有助于缓解便秘的膳食纤维的含量,香蕉并不比其他水果突出。如果想要通过吃水果来通便的话,更推荐选择以下几种。

(1)猕猴桃:猕猴桃是热量低、营养密度很高的水果,富含纤维、蛋白质分解酶和寡糖,有助于肠胃道蠕动及改善便秘;除此之外,也富含维生素 C、叶酸、钾、镁等微量营养素,有助于促进肠道健康。

(2)火龙果:火龙果富含水溶性膳食纤维,一颗 300 g 的火龙果,可以提供 4～5 g 的膳食纤维,又以白肉火龙果胜于红肉,加上富含果胶及水分,有助于帮助肠道蠕动。在中医观点中,火龙果属性偏寒凉,因此适量食用可以调理体质燥热引发的便秘、口干舌燥和青春痘等,体质偏寒凉者不宜吃太多,以免腹泻。

(3)木瓜:半颗木瓜 400 g 可以提供 5～6 g 的膳食纤维,除了可以补充大量膳食纤维,同时富含蛋白质分解酶可以帮助消化、促进肠胃道蠕动;值得一提的是,成熟木瓜的维生素 A、β 胡萝卜素及维生素 C 含量丰富,对于胃肠道上皮细胞的健康和免疫力都有帮助。

(4)苹果:苹果对于改善便秘最重要的就是其中的果胶,主要存在于果肉与果皮交界的地方,因此如果是习惯削皮后吃,就会浪费许多果胶。果胶属于可溶性膳食纤维的一种,能够帮助粪便保水及成形、刺激肠胃道蠕动,同时也是肠道益生菌来源,对于肠道菌群的维持很有帮助。

05 ▸ 带着手机上厕所，小心便秘找上你

现代人有个坏习惯：手机几乎从不离手。坐车刷手机、躺在床上刷手机，甚至还要把手机带到厕所继续刷，导致如厕的时间越来越久，5分钟、15分钟，甚至连上 WIFI 可以待半小时。

上厕所玩手机还会一不留神就错过难得的便意，然后就再怎么努力也找不回来了。特别是对于本身就有排便困难的人群，越是想通过玩手机来消磨等待的时间，越会刻意地抑制"便意"的产生，时间久了，如厕—便意—排便的条件反射便会减弱甚至消失，导致便秘。

不仅是便秘，上厕所刷手机还会增加得痔疮的风险。玩手机会分散注意力，排便姿势长时间不变，从而使肛门充血。另外，肛门充血状态会传导至中枢神经系统，使其对身体发出排便信号，导致肛门有坠胀感。更严重的是肛门长期充血坠胀，还可能会导致直肠黏膜脱垂等疾病。那么上厕所最好不要超过多长时间呢？

当粪便积累到一定体积时，会通过直肠刺激传输至大脑皮质而产生排便反射。正常排便时，会将储存的粪便一次性排净，一般只需3～5分钟，排便结束后不再产生便意。

但是，当肠道环境发生变化或出现病变时，正常的肠蠕动减弱，增加粪便在肠道的停留时间，肠道黏膜会过度吸收粪便中的水分使其变得更加干燥，出现排便困难、排便时间过长。最终，就会导致便秘及痔疮等疾病的发生。

06 ▸ "十人九痔"是真的吗

有些人在便后或洗澡时发现肛门肿了起来，像弹珠卡在肛门口，也没办法塞回肛门内。其实这往往就是大家常说的痔。痔疮的发病率很高，民间流传着"十人九痔，无须去治"的说法，这其实是错误的

观念,只有无任何症状的痔疮才无须治疗,一旦有了出血、脱出、疼痛等症状,如果拖延不治,只会愈发严重,加重痛苦。

痔疮可依严重程度区分四级,第一级是仅有出血而没有脱出;第二级是排便后脱出但能自动缩回;第三级是脱出后需用手推回;第四级是永远脱出肛门外,无法缩回。

一般来说,第一级痔疮通过自我护理能够自愈;而第二、三级的痔疮,如初期外痔与二期内痔,则需要在加强自我护理的同时,使用痔疮药来止血止疼、清洁消炎;至于第四级的痔疮,如第四级的内痔与严重的外痔,长期慢性出血导致贫血,则需要采取手术治疗。

初期(第一级和第二级)的痔疮症状如果放任不管是不会自行痊愈,而治疗好的痔疮也很有可能出现复发的状况,所以面对痔疮,除了积极使用药物治疗,还应该积极做到以下 8 个预防行为,才能有效缓解与改善痔疮的症状。

(1)温水坐浴:坐在放了 15～20 cm 高的温水盆或浴缸 10 分钟,一天 4 次,这样可以促进患部血液循环,有助于收缩患部静脉,有效缓解痔疮的肿胀。

(2)养成良好排便习惯:保持大便畅通,防止便秘或腹泻,大便时间不宜过长,每次坐在马桶上的时间最好不要超过 5 分钟,同时不要看书报或刷手机,专心排便。

(3)便后仔细清洁肛门:排便完毕后应轻轻地清洁肛门,最好是使用马桶的喷水模式,以温水冲洗,对缓解痔疮很有帮助。

(4)适当运动,做提肛操:适度做运动,可以促进肛门、直肠部位的血液回流。每天做 2 次提肛操(收缩与放松肛门动作),一次 50 下,约 3 分钟,自我调整括约肌,能减少痔疮静脉丛的淤血,改善局部血液循环,减少发病。

(5)坐姿适时改变体位:切勿长时期端坐不动,而长期从事久坐工作的人,要适时改变姿势,每小时起身活动 5 分钟,运动下肢与臀部肌肉。

（6）多摄取水分与富纤维的蔬果：便秘是造成痔疮的原因之一，为防止便秘，最好多喝水，多吃有纤维的食物，如苹果、芹菜、胡萝卜、梨子、豆类及全麦谷物，帮助粪便软化。此外，也尽量避免或减少食用油炸、辛辣与刺激性食物和调味品。

（7）控制体重：体重过重的人比较容易出现痔疮，由于患者血液循环不正常，供给不了身体的新陈代谢，毒素积累在腹部，长期以来，就形成虚胖的状况，所以要适时减重，避免因为肥胖而造成痔疮。

（8）勿提重物、久蹲：搬运重物或进行费力的运动，就像排便时用力过猛一样，容易加重痔疮的症状，而长久保持蹲姿，也容易加重肛门的负担，促使肛门内的痔疮脱出，所以都要尽量避免。

07 ▸ 粪便带血，是痔疮还是肠癌

便秘及血便是忙碌生活的现代人常遭遇到的问题。在健康意识逐渐普及情况下，有不少人养成"冲水前看一眼便便"的好习惯，通过观察粪便的形状和颜色，有助于初步得知身体当下的健康状况。通常，大部分人在发现解血便或黑便时，常会惊慌失措。排除掉食物的影响，血便是临床上很常见的问题，可能只是痔疮惹的祸，也可能是消化系统恶性肿瘤，血便背后的疾病可大可小，所以千万别忽视这个信息！

血便，顾名思义就是有血的粪便，但血便的外观上不一定就是鲜红色，有些是看起来鲜红色，有些则可能是深黑色。出血的原因包括上消化道（口咽、食管、胃、十二指肠）出血、下消化道（小肠、大肠、直肠及肛门）出血；上消化道出血常见的原因包括消化性溃疡、发炎、食道胃接合处黏膜撕裂、肿瘤及胃/食管静脉瘤；而下消化道出血的原因以痔疮及其他肛门病灶之出血为最常见。简单判断血便的原因如下：

（1）沥青粪便：可能是上消化道出血，出血点在食管、胃、十二指肠、小肠前段、胰管及胆道，此时血便的颜色会比较偏向黑色。如果

出血量很大,大便就会显得黑糊糊的,像沥青一样。

(2) 整条的红色粪便:可能是下消化道出血,因为血液里的铁质还来不及与硫化物形成硫化铁,因此以血液原本的红色表现出来。出血点越靠近肛门,血液越接近鲜红色。

(3) 血液呈鲜红色:可能是严重痔疮或大肠后段的肿瘤。

(4) 血液呈暗红色或砖红色:可能是大肠前段或小肠后段的肿瘤。

(5) 整条的黑色粪便:通常是轻微的胃肠道出血,或者是大肠前段的肿瘤。不过,吃的食物含动物血或是吃了含铁的药物,也会让粪便呈现黑色。

(6) 粪便末段有鲜血:痔疮通常发生在肛门附近,受到粪便挤压出血的颜色会以鲜红色居多。这是因为粪便通过肛门时,痔疮受到挤压导致破裂出血,血液留在粪便末端。

08 ▸ 如厕时是坐着好还是蹲着好

一般人们在家上厕所时用的大多是坐式马桶,但其实坐式马桶不便于排便时的施力,可以选用蹲式马桶。或者是在坐式马桶上,脚下踩一张小矮凳,将双脚垫高,这样可以使肛门直肠角度增大,能够帮助排便。这个姿势不仅和蹲式马桶相似,而且相对于蹲式马桶,又可以减少脚酸腿麻的情况,降低对膝盖和髋关节的负荷。

09 ▸ 简单腹部按摩操,轻松跟练促排便

现在的打工人普遍久坐、压力大、饮食不规律、蔬菜水果吃得少,因此容易出现便秘的问题。所以今天就教大家一套简单的腹部按摩法(图6),可以有效改善便秘问题。

(1) 仰:保持仰卧姿势,双肩、头部与脚掌均贴地,双膝微曲。

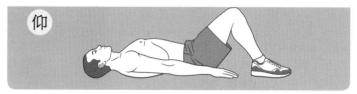

1. 保持仰卧姿势,双肩、头部与脚掌皆着地,双膝微曲

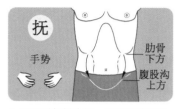

2. 以双手轻抚腹部,自两侧腰际往腹股沟部一路往下轻柔,重复数次

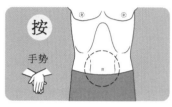

3. 双手交叠,以指腹顺时针轻按腹部重复数次,帮助粪便在肠道中行进

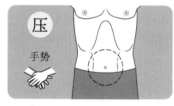

4. 以惯用手的掌腹顺时针挤压腹部,下压深度3~5cm,重复数次

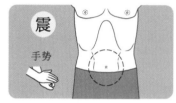

5. 手握拳,拳面向下,另一手手掌置于拳头上,顺时针快速按压以震动腹部

图6　腹部按摩操

（2）抚:用双手轻抚腹部,自两侧肋骨下方往腹股沟处一路向下轻揉,重复数次。

（3）按:双手交叠,以指腹顺时针轻按腹部,重复数次,帮助粪便在肠道中行进。

（4）压:此为按摩法的关键,用惯用手的掌腹顺时针挤压腹部,下压深度3～5cm,重复数次。这一步的目的是粉碎肠道内的粪便,但也可能因挤压带来不适感,所以做时应根据个人感受来调整力道。

（5）震:为帮助肠道排气,可以将惯用手握拳,拳面朝下,另一只手的手掌置于拳头上方,顺时针快速按压以震动腹部,每次移动距离约两指,拳和掌必须同步运动,重复数次。

10 ▸ 什么样的便秘需要看医生

虽然便秘看起来是个很普通、很常见的症状,但其实便秘也可能代表着各种身体状况的警告,便秘的原因非常多,除了单纯的水喝太少、蔬菜吃太少,也有可能是疾病的症状。比如结直肠癌患者,因为肿瘤堵塞肠道,也会有便秘的状况;而肠易激综合征患者则可能有便秘、腹泻交替出现的状况。所以要找出原因,才能真正对症下药。

如果出现以下几种情况,还是建议尽早到正规医院的肛肠外科就医。

(1)连续便秘超过3周以上。

(2)原本没有排便困难的情况,但排便习惯改变超过2周以上,如排便次数增加(或减少),或粪便量明显增加(或明显减少)。

(3)大便的形态突然发生改变。

(4)上完厕所后还有"没拉干净"的感觉。

(5)便秘伴随血便。

(魏百川)

十三、不能忽视的脂肪肝

01 ▸ **脂肪肝离我们有多远**

脂肪肝，顾名思义，是肝脏中的脂类物质过多，超过肝脏对脂质的正常代谢能力，导致肝内的脂肪含量超过 7%，因此形成了不同程度的脂肪肝，严重者可演变成肝硬化、肝癌。

脂肪肝按照病因通常可分为酒精性脂肪肝和非酒精性脂肪肝，酒精性脂肪肝是长期过量饮酒损伤了肝脏，使肝脏对脂肪酸的代谢发生障碍，引发脂肪肝，75%～90% 慢性嗜酒者均有脂肪肝，而 20%～30% 的酒精性脂肪肝最终将发展为肝硬化甚至肝癌。酒精可以导致脂肪肝，那不喝酒的人是不是就不会得脂肪肝呢？答案是否定的。其实，在亚洲地区，不喝酒的脂肪肝患病人群明显高于饮酒的脂肪肝患者，可以说 80%～90% 的脂肪肝患者都不喝酒，但他们也患有脂肪肝，被称为非酒精性脂肪肝，而这部分人群通常是肥胖或合并有高血压、糖尿病、高血脂的人群。

02 ▸ **悄无声息的脂肪肝**

我们常说肝脏是"默默无闻的好人"，它是我们身体里自我修复的高手之一。当肝脏受损时，肝细胞会直接参与到自我修复过程中，帮助我们减少疾病带来的痛苦。也就意味着，即使肝脏出现了早期的病灶，因为肝细胞的恢复能力，我们也很难察觉到症状，因此，如果身体真的明显感受到了疼痛或者异常的肝脏疾病症状,往往说明肝脏已经被伤害得很重了。

第二,重度脂肪肝也可以有症状,比如右上腹饱胀隐痛、食欲减退、恶心等症状,但是症状相对轻,患者往往忽视,所以表现出来就是没有症状了。以往我们国家占发病率主体的是乙型肝炎,但是随着对乙肝的重视和治疗药物的不断更新,已经被非酒精性脂肪性肝病所替代为我国第一大肝病原因,2019 年亚洲地区非酒精性脂肪性肝病患病率为 29.62%,目前我国成人患病率已高达29.81%。

03 ▸ 脂肪肝是怎么"吃"出来的

随着人们生活水平的提高,与不良生活习惯相关的非感染性疾病成为影响人类健康的主要健康问题。其中与脂肪肝发生密切相关的生活方式正在不断催生着该疾病的发生。①不合理的膳食结构。目前中国居民的膳食结构发生了明显变化,表现为动物性食物消耗量明显增加,而植物性膳食纤维呈现下降趋势,人体摄入的热量和营养素的含量明显增加,而高脂肪、高热量的食品与肥胖和脂肪肝关系密切。②不良的饮食习惯。当前人们生活节奏快、压力大,容易发生过量进食、频繁进食、吃零食、喜甜食、常吃宵夜等不良行为,为肥胖和脂肪肝创造条件。③长期饮酒。俗话说,酒逢知己千杯少,日常生活中,在各种各样的聚会中,酒类似乎成了必不可少的消费品,家庭团圆、工作应酬、朋友小聚等。虽然少量饮酒不会导致脂肪肝发病率增加,但是要知道,进入人体的酒精 90% 在肝脏进行代谢,所以大量饮酒除了对肝脏有直接损害,还会对肝脏的脂质代谢产生影响。

04 ▸ **非酒精性脂肪肝的高危人群**

（1）肥胖人群。肥胖人群的脂肪肝发病率为50%，而腹型肥胖者发生该病的概率更高。

（2）中老年人。随着年龄的增长，中老年人的内分泌功能失调，肝脏的代谢功能逐渐减退，体内脂肪易发生蓄积。此外，中老年人更常合并有糖尿病、高血脂等疾病，而这些因素都与脂肪肝关系密切。

（3）嗜酒者。长期饮酒与脂肪肝关系密切，有研究发现，每日饮酒所含酒精量80～100g，连续5年以上就可导致脂肪肝，连续20年以上就可导致肝硬化。

（4）白领工作者。由于白领工作人群久坐少动，体内的热能得不到消耗，进而转化成脂肪，一旦积聚于肝脏，则表现为脂肪肝。此外，职场的高压环境可能会让白领工作者有饮食不规律、饮酒缓解紧张情绪等习惯，容易患上脂肪肝。

05 ▸ **脂肪肝危害大，长期不管很可怕**

首先，肝脏是人体的"代谢工厂"，参与人体的蛋白质、糖类、脂肪三大物质的转换代谢，脂肪肝的出现阻碍人体正常代谢过程，从而使得有害物质在全身各处堆积，可导致高血糖、高血压、高血脂、高尿酸的出现，更有甚者，一旦有害物质长期堆积在血管内，可引发脑梗死、心肌梗死，这也是脂肪肝患者隐形杀手和猝死的主要原因。其次，肝脏是体内的解毒中心，每天身体代谢的终末产物，需要经过肝脏的解毒，肝脏受损后，解毒能力下降，会造成体内多脏器逐步发生损害，包括慢性肾病和胆石症，对肝脏自身而言，脂肪的长期过度蓄积使得肝脏产生肝硬化甚至肝癌。

06 ▸ 脂肪肝与糖尿病的关系

脂肪肝能导致糖尿病的说法并不准确,非酒精性脂肪肝常与糖尿病合并存在,因为它们有共同生病的土壤学说"胰岛素抵抗",可以说是一对"难兄难弟"!脂肪肝发生后,肝脏的正常代谢能力受损,因此像血糖、血脂都会异常升高。此外,由于肝脏是沉默的"老实人",即便生病也常常不会引起患者不适,这种隐忍的状态让患者一旦出现症状,可能是已经比较严重的脂肪性肝炎状态,此时,一查血糖,竟然同时确诊了糖尿病!由此警醒我们,一旦发现脂肪肝,一定不能掉以轻心,因为脂肪肝患者较正常人更易发生糖的代谢异常,若不及早干预,也许真的祸不单行。因此,确诊脂肪肝的患者要积极关注血糖的情况,定期至医院检查糖代谢,获益一定远超脂肪肝本身。

07 ▸ 肥胖与脂肪肝

胖人确实比瘦人更容易得脂肪肝。在患有脂肪肝的人群中,2/3以上的人存在超重或肥胖的情况。腹型肥胖人群之所以会发生脂肪肝,是因为腹部的脂肪细胞非常容易储存脂肪,导致腹部脂肪向肝内大量输送脂肪。一旦肝脏中脂肪含量超标,也就形成了脂肪肝。

此外,肥胖人群对胰岛素敏感性降低,而胰岛素的存在就是为了让葡萄糖充分利用,敏感性一旦下降就导致葡萄糖不能被充分利用,过剩的葡萄糖不断刺激胰岛细胞分泌大量的胰岛素,肝脏在胰岛素的作用下,以葡萄糖和脂肪酸为原料合成大量的三酰甘油,继而发生内源性高脂血症和脂肪肝。

大众普遍认为，肥胖是脂肪肝的主要病因，所以治疗脂肪肝的主要办法就是减肥，降低体重。很多人在发现自己得了脂肪肝之后就开始利用各种方法快速减肥或者严格节食，希望通过这种办法把脂肪肝治好。然而，采取以上做法治疗脂肪肝并不合理，反而有可能因为节食及剧烈运动导致相反的结果，加重脂肪肝的发生。因为减肥的本质也是脂肪代谢的过程，如果脂肪代谢速度过快超过了人体所能够承受的极限，这就会使得身体各处的脂肪变成脂肪酸，从而大量进入肝脏及心脏等脏器，加重炎症反应，并进一步损害肝脏的功能甚至引起肝细胞的坏死。另外，大量的运动还有可能诱发身体的疲劳，也有可能进一步损伤肝脏的功能甚至诱发肝细胞坏死。

体重超重或者患有肥胖的患者如果发现患有了脂肪肝，应当在专业医生的指导下制订适合自己的运动与饮食计划，缓慢地、有控制地逐步减轻体重。运动方面，以有氧运动为最好，如快步走及慢跑等。饮食方面，应当均衡饮食，摄入的能量略低于每日消耗的热量。建议吃富含纤维且能量密度低的各种食物，如蔬菜及不太甜的水果。可选用杂粮代替细的白米白面，这样不仅可以具有更强的饱腹感，还能够摄入更多的微量元素与膳食纤维。

大多数人都认为脂肪肝是胖人专属，体重正常的人是不会得脂肪肝的。然而事实上，临床工作中可以见到许多脂肪肝患者并不超重，他们的体重指数在正常范围甚至比正常范围还要低一些。这些人既没有饮酒的不良嗜好，也没有传染性肝炎等疾病，只是得了脂肪肝，那么这种情况原因是什么呢？

瘦人发生脂肪肝可能由以下几个原因引起：①遗传因素。一部分瘦人得脂肪肝是因为遗传了"脂肪代谢障碍基因"，从而使得身体无法很好地处理脂肪，将脂肪堆积在肝脏中。②内脏脂肪堆积。有些人四肢纤细但是有小肚腩，这就提示这些瘦人其实存在内脏脂肪的过度堆积。内脏脂肪的堆积比皮下脂肪的堆积还要危险，可能会上调人体的炎性因子水平，扰乱胰岛素与血糖的代谢，从而引起或加重脂肪肝。③肠道菌群紊乱。肠道菌群不健康可能会影响到肝脏对营养物质的吸收及解毒功能，从而诱发脂肪肝。④减肥方法错误。一些爱美人士长期靠饿肚子来控制体重，长期处于饥饿状态，导致体内的脂肪酸增多，正常情况下，若脂肪酸得到及时转运则机体正常运行，而在节食状态下，体内无法摄入蛋白质，作为转运脂肪酸的"蛋白质搬运工"就大量减少，使得肝内积聚过多的脂肪酸，引起脂肪肝。⑤饮食结构不合理。一部分爱美人士不吃主食，却热衷于沙拉及果汁等"健康食物"，殊不知这些食物中还有过多的脂肪及果糖，会直接诱发肝脏内脂肪堆积，最终引起脂肪肝。

10 ▸ 脂肪肝常会引发或者合并哪些疾病

肝脏是人体的代谢及免疫器官，因此脂肪肝的发生常常容易诱发多种疾病。

（1）糖尿病：脂肪肝对糖代谢有明显影响，导致糖耐量异常甚至引发糖尿病。

（2）胆囊炎、胆囊结石：脂肪肝发生后对脂类代谢能力减弱，导致胆固醇升高，一旦长期积聚于胆囊，便会引发胆囊炎症及胆结石的发生，因此脂肪肝为胆石症形成的危险因素。

（3）内分泌代谢异常：肝脏是人体多种激素降解、排泄、转化、储存的场所，除了胰岛素，还有雌激素、皮质醇等，脂肪肝发生后上述激素的功能出现障碍，导致女性月经不调或闭经，男性乳房发育及性功能减退等症状。

（4）高血压：脂肪肝是高血压的一项独立的危险因素。

（5）动脉粥样硬化性疾病和冠心病：脂肪肝患者常伴有高脂血症，血液黏稠度增加，使得脂质沉积于血管壁内部，使得动脉弹性降低，柔韧性减弱，最终导致血液循环障碍，引发动脉粥样硬化甚至冠心病的发生。

11 ▸ 脂肪肝要及早评估

许多在健康体检中发现的脂肪肝，平时没有任何症状，所以对于是否看医生存在疑惑。脂肪肝其实并不是单一的一个疾病，而是全身的炎症反应在肝脏的体现之一。所以如果体检发现脂肪肝还要再去检查血脂、血糖、尿酸、血压等指标。超声只能看到肝脏内的脂肪含量，但是超声无法评估肝脏受损的程度。所以无论是轻度脂肪肝还是中度脂肪肝，都需要定期去医院检查。轻度脂肪肝的治疗，主要是调整生活方式，包括适当的运动及健康的饮食。中度脂肪肝患者的治疗，除适当的运动与健康的饮食外，还需要相应的药物治疗，比如护肝药和降脂药。但由于每位患者的具体情况各异，所以用药方案需要体现出个性化。必须要根据肝功能、血脂及影像学等多种检查结果综合考虑，才能决定最终治疗方案。

12 ▸ 酒精性脂肪肝，戒酒是关键

脂肪肝是一种由多种因素导致的获得性疾病，去除病因对于脂肪肝的防治至关重要，有研究发现，如能去除病因，控制原发疾病，肝脏组织学改变可以逐渐好转。而由喝酒引起的脂肪肝称为酒精性脂肪肝，迄今为止尚无治疗酒精性脂肪肝的特效药物，戒酒仍是最为有效的措施，戒酒可以减轻甚至逆转酒精性肝炎的程度。对于酒精性

脂肪肝患者,戒酒后 2~4 周患者的肝功能可有所改善,肝功能异常或者肿大的肝脏都有缩小趋势。即便是酒精性肝炎患者,在经历过一段时间的戒酒,肝功能都会有所改善。实践表明,酒精性脂肪肝的预后主要取决于患者可否长期坚持戒酒,但是目前仍没有一种可以一直戒除饮酒欲望的药物,所以对于有酒精依赖和戒酒综合征的患者,戒酒更为艰难。

13 ▸ 脂肪肝要控制好,这些检查不能少

脂肪肝是一种常见的弥漫性疾病,如能及时诊治可使其逆转,反之,可继续进展为脂肪性肝炎,甚至肝硬化。因此早期诊治十分重要。由于脂肪肝缺乏特异的临床表现和实验室检查指标,因此脂肪肝的诊断主要靠影像学检查明确,包括 B 超、CT、磁共振等,可以发现脂肪肝患者有肝脏肿大和肝密度的改变情况。其中,B 超检查在脂肪肝的声像图上有独特的表现,而且由于其简单方便、价格低廉、无任何痛苦和创伤优点,且诊断脂肪肝的阳性率高达 90%,因此,B 超成为脂肪肝的首选诊断方法。此外,抽血化验有助于判断脂肪肝的病因及其是否合并肝功能损害,包括转氨酶、血脂、肝炎 5 项等指标。

(史晓晓)

十四、警惕骨质疏松，远离骨骼健康的"杀手"

01 ▸ 年纪大了才会骨质疏松吗

骨质疏松不光是老年人的问题，事实上年轻人也有可能患上骨质疏松。骨质疏松是很常见的骨骼疾病，任何年龄都有可能发生。虽然它更多发生在老年人和绝经后女性身上，但是也有青少年发生骨质疏松的情况存在。所以大家对骨质疏松疾病不能掉以轻心，不能等到上了年纪才想到对骨质疏松的预防和治疗。

另外，诸如体力活动少、过量饮酒、吸烟、饮过多含咖啡因的饮料、营养失衡、蛋白质摄入不足、钙及维生素 D 缺乏、高钠饮食、过低体重等都是骨质疏松的危险因素，常见的如甲状腺功能亢进、吸收不良、类风湿关节炎、贫血、卒中等全身疾病，以及长期服用抑酸剂、糖皮质激素等某些药物都可能导致骨质疏松的发生，需引起大家的重视和警惕。

02 ▸ 我没跌倒，怎么就骨折了

有一种骨折叫作脆性骨折，就是在受到轻微创伤后或日常的活动中发生的骨折。如果出现这类骨折情况，要警惕自己可能已患有骨质疏松，比如髋部或椎体发生脆性骨折的患者，医生根据此情况就基本可以判断其患有骨质疏松症了。

骨折是骨质疏松的常见并发症，对患者的身体、生活质量都会造成明显不良影响。例如,髋部骨折的发生是老年患者致残和致死的主要病因之一,对其的医疗和护理需要投入大量人力、物力和财力,造成沉重的家庭和社会负担。所以重视骨质疏松的预防和治疗非常必要。

03 ▸ 得了骨质疏松不想吃药怎么办

喝牛奶和晒太阳都属于防治骨质疏松的方法,但是需要注意的是,一旦诊断有骨质疏松,那么意味着骨量下降或骨的微结构破坏已经比较严重了。一般来说,每 100 mL 普通牛奶的钙含量在 90～120 mg。而成人每日钙推荐摄入量为 800 mg,50 岁及以上人群每日钙推荐摄入量为 1 000～1 200 mg,而患有骨质疏松人群需补充的钙摄入量则更多。有营养调查显示,我国居民每日膳食约摄入元素钙 400 mg,故日常生活中喝牛奶一定程度上可以视作居民膳食中摄入元素钙的一种途径,但仍不足以满足骨质疏松高危或患病人群的钙补充需要。

而晒太阳作为一种促进体内维生素 D 合成,以促进钙吸收的方法,也需在医生的指导下正确完成。一般建议上午 11:00 到下午 3:00,尽可能多地暴露皮肤于阳光下晒 15～30 分钟,每周 2 次,尽量不涂抹防晒霜,以免影响日照效果。但需注意避免强烈阳光照射,以防灼伤皮肤。

04 ▸ 骨质疏松的一般检查

骨质疏松检查的拍片一般指的是骨密度检查,主要是用来判断有没有骨量减少和骨质疏松的严重程度。而需要抽血检查通常是由于还需了解骨代谢及全身情况,比如检查电解质、骨标志物了解血钙含量和骨的吸收、破坏情况,帮助医生对于用药选择和药量及时做出调整。比如对于甲状腺功能亢进、类风湿关节炎等引起骨质疏松的基础疾病判断，就需要抽血检查甲状腺功能、类风湿因子等指标。所以得了骨质疏松除积极治疗以外，还需配合针对性的相关各类检查以明确病因、了解治疗效果。

05 ▸ 骨质疏松到底要吃什么药

骨质疏松治疗常用到的药物包含钙剂、维生素 D 及骨吸收抑制剂等。而涉及药物种类的选择、药量的控制则需要遵医嘱。这是由于不同药物的作用和特点都不相同，而针对不同个体，药物的适用性都有差异性。就如常用到的钙剂，除了需考虑其钙元素含量，还需考虑其安全性和有效性。比如其中碳酸钙含钙量高，吸收率高，易溶于胃酸，常见不良反应为上腹部不适和便秘等。而枸橼酸钙含钙量较低，但水溶性较好，胃肠道不良反应小，且枸橼酸有可能减少肾结石的发生，适用于胃酸缺乏和有肾结石风险的患者。并且，钙剂通常需与其他药物联合使用，而常用的维生素 D、骨吸收抑制剂等需要根据具体病情特点选用，并且监测相关生化指标，以及考虑到与其他药物间的相互作用。全科医生对患者全身疾病和各类用药进行综合评估考量，以避免药物的少用或滥用、重复使用。

（张含之）

十五、骨关节炎知多少，合理诊治解困扰

01 ▸ **关节疼痛就是骨关节炎吗**

关节疼痛的原因有很多，常见的如类风湿关节炎、强直性脊柱炎、感染性关节炎、痛风及关节损伤等都会引起关节疼痛。而骨关节炎作为一种常见的慢性关节疾病，其主要特征是关节及软骨发生退行性病变和关节周边骨质增生。由于关节疼痛和活动受限是骨关节炎的常见表现，而其他各类关节病变和损伤也会导致关节痛，故出现此症状需要引起重视，及时就诊检查明确病因，以改善或延缓病情的进展。

02 ▸ **损伤关节的因素**

损伤关节的因素有不少，如肥胖或超重、创伤、长期从事特殊体力劳动等都会加剧关节负担和劳损。按部位划分的话，比如对于膝关节而言，肥胖和超重、膝关节韧带或半月板损伤、周围肌肉萎缩，以及需要长期跪、蹲、屈膝或长期负重等特殊职业的人群发生骨关节炎的风险都明显升高。而对于髋关节和手部关节而言，关节结构发育不良或畸形、长期从事特殊手部劳动也是危险因素。同时还需注意，随着年龄上升，关节炎的发病率也随之增高，而且女性比男性发病率高。此外，如果是处于围绝经期、家族中有关节炎患者或肠道菌群紊乱的人群，也要更警惕关节炎的发病。

03 ▸ 骨关节炎除 X 线片外，为什么还要再做 CT 和磁共振

对于骨关节炎来说，影像学检查是非常必要的，它能够帮助诊断骨关节炎，评估病情的严重程度。其中 X 线是首选的影像学检查，诸如骨关节炎所致的各种关节及软骨的典型病变和破坏在 X 线上就能反映出来，有的在社区就可以检查和诊断了。而 CT 和磁共振一般需要到综合性医院检查，它们的特点是能全方位更好地观察反映关节及周围软组织等病变受损情况。一般 CT 检查多用于和其他关节病变的鉴别和手术治疗前的评估，而磁共振对能更早期地发现关节病变有一定价值。

04 ▸ 得了骨关节炎，离不开止痛片怎么办

由于疼痛是骨关节炎患者的一大困扰，故需要采用止痛药治疗。那么对于止痛药，大家要做到有正确的认知，即不要避讳用药，因为骨关节炎治疗中首选用到的非甾体抗炎止痛药，不仅是缓解关节疼痛，还有改善关节炎症反应等治疗作用。并且，这类药物对于疼痛程度不重的患者可以考虑采用外用涂抹的方式，相对不良反应较少。而对于中重度疼痛患者，除了口服各类止痛药物，还有关节腔注射药物等方法。当然，对于具体药物的选用，要遵循医嘱，避免滥用，需注意到药物的不良反应，比如对于有胃肠道或心血管疾病的患者尤其要注意。此外，我们还需认识到，骨关节炎的治疗除了药物，还需要注意改变不良的生活和工作习惯，如避免长时间跑、跳、蹲，同时减少或避免爬楼梯、爬山等，控制体重以减轻膝关节负荷。

05 ▸ 骨关节炎严重时需要手术吗

一听到要手术,大家第一反应都会有惧怕和顾虑,这也是人之常情。但事实上,骨关节炎目前有各种治疗手段,除了西药治疗,还包括中医、针灸、运动、物理等治疗方法。其中手术治疗一般情况下,都是在以上保守治疗无效,患者生活、工作的行动受影响明显而考虑采取的。并且,手术治疗除了关节置换术的重建治疗,修复治疗中的关节清理术相对创伤性小。尤其是对肩关节炎的治疗,具有住院时间较短、术后恢复快、可以保留骨骼和软组织并且可延缓人工关节置换术实施的特点。但也需注意,通过关节镜清除碎片等异物虽能够帮助大部分患者短期内改善疼痛和关节功能,但对于如关节内组织退化或仅有疼痛的膝关节炎患者其中长期疗效可能并不理想。可见,对于不同部位的骨关节炎手术治疗,要根据个体的病情特点酌情选择考虑,并不是"大刀""小刀"或是"不开刀",这取决于个体病情和日常生活、工作的活动需要,也可以在听过全科医生和专科医生的综合意见后决定。

(张含之)

十六、妇女能顶半边天，健康保健当优先

（一）妇科疾病的重要信号——白带

01 ▶ **妇科检查为什么总要验白带**

白带又称为阴道分泌物，内含有细菌、白细胞、宫颈和阴道黏膜脱落细胞等。正常健康妇女阴道分泌物为清亮、透明、无味的稀糊状液体，pH 多在 3.8～4.4，阴道分泌物的量与激素水平等有关。

白带检查常用的指标包括外观、酸碱度（pH）、白带清洁度、病原生物学检查和宫颈脱落细胞检查。

（1）白带外观和 pH 的检查常用于鉴别不同类型阴道炎症（如细菌性阴道炎阴道分泌物有腥臭味，pH 升高；外阴阴道假丝酵母菌病阴道分泌物呈豆腐渣样，pH＜4.5），但是，由于阴道分泌物外观和 pH 受激素水平影响较大，因此临床价值不大。

（2）白带清洁度是判断阴道炎症和生育期妇女卵巢功能的指标。白带清洁度根据白带中细胞和细菌的多少分为Ⅰ～Ⅳ度，Ⅰ度最为清洁，Ⅳ度最不清洁。排卵前期白带趋于清洁，卵巢功能不足时，白带趋于不清洁。Ⅲ度提示阴道炎、宫颈炎等，Ⅳ度提示炎症较重。

（3）病原生物学检查包括常见病原体（细菌、真菌、病毒和寄生虫）、加德纳菌和线索细胞的检查，用于查找是何种病原体导致的感染。

（4）生化免疫检查：包括白细胞酯酶、过氧化物酶和唾液酸苷酶等的检查，可协助细菌性阴道病的诊断，并判断阴道内有无菌群失调。

（5）宫颈脱落细胞检查是指通过观察白带中宫颈脱落下来的细胞的形态判断是否患有宫颈癌。

02 ▸ 女性私处护理，洗洗更健康

日常生活中，很多女性明明每天都清洗外阴，但仍然检查出了阴道炎症，出现这种现象的原因之一可能是外阴清洁方式不对。

正确的外阴清洗方式：①清洁双手；②用手或干净的纱布（毛巾也可）自前向后清洗外阴；③自前向后清洗大阴唇；④一只手将大阴唇分开，另一只手自前向后清洗小阴唇、尿道口、阴道口；⑤清洗肛门周围及肛门；⑥每日清洁 1～2 次；⑦用洁净、干燥的毛巾或纱布擦干外阴。

注意事项：①最好采用温水淋浴，条件有限时也可使用温水盆浴；②清洗顺序一定要从前向后，因肛门及周围有细菌，从前向后清洗可以避免把肛门的细菌带到阴道口，手或毛巾清洗肛门周围及肛门后不可再清洗其他部位；③清洗时不要清洗阴道里面；④不要随意使用洗液。

03 ▸ 如何阴道给药

经阴道给药是指将药物置入阴道内，是阴道炎、HPV 感染等妇科疾病常用的治疗方式。常用的药物剂型包括片剂、栓剂、胶囊剂、霜剂和凝胶等。常用的给药方式包括：徒手给药和助推器给药。助推器给药对药物的置入位置和深度相对精确，操作相对简单，此处不再赘述。但是，大多数药物常常不会配备助推器，因此，此处主要讲解徒手给药的方法。①将外阴清洗干净；②选择蹲位或者仰卧位，左手

拇指和示指分开大小阴唇,右手示指带上指套;③由前向后找到阴道口;④右手拇指和示指将药物送到阴道口;⑤将药物塞入阴道,右手示指顺着阴道后壁将药物推入(置入深度遵医嘱);⑥摘下指套;⑦保持仰卧位,防止药物滑出。

经阴道给药的优点是起效快,不良反应小;缺点是操作复杂,如果置入的位置或深度不对会显著降低疗效,因此,正确的给药方法对疾病的康复至关重要。

(二) 警惕危害女性健康的两大杀手——"两癌"筛查

01 ▸ **妇科"两癌"离我们有多远**

妇科两大杀手是指妇科两种最常见的癌症,即乳腺癌和宫颈癌。乳腺癌是全球女性最常见的恶性肿瘤,2020 年,我国新增乳腺癌患者的数量高达 42 万例。宫颈癌是另一种常见的妇科恶性肿瘤,发病率在我国女性恶性肿瘤中居第二位,2020 年,我国新增宫颈癌患者数量达 11 万例。早期筛查可显著减少女性乳腺癌、宫颈癌的发病风险。因此,我国积极推广两癌筛查工作,筛查大多由政府或单位、社区等相关组织资助,35～64 周岁的妇女可在基层卫生机构(乡镇医院、社区卫生服务中心)进行免费筛查。其他年龄段妇女可至当地医院妇科进行自费筛查。

02 ▸ **乳腺癌早期筛查**

乳腺癌筛查是早期发现乳腺癌的重要手段。35～64 岁妇女应至少每 2～3 年进行一次乳腺癌筛查。高风险人群需适当增加筛查频率。乳腺癌的筛查人群包括一般风险人群(不符合高危人群的条件)和高危人群,高危人群为符合以下条件之一者:①有乳腺癌家族史者;②既往有乳腺导管或小叶不典型增生或小叶原位癌的患者;③既往行胸部放疗者;④月经初潮在 12 周岁前或绝经在 55 周岁后的妇女;⑤未育、晚育及未哺乳的女性;⑥长期服用雌激素类药物;⑦绝经后肥胖;⑧长期过量饮酒等。筛查内容包括:①询问是否有乳腺疼痛、肿块、皮肤变化、乳头破溃、乳头溢液等症状,既往是否有乳腺疾病,是否有乳腺癌家族史等;②检查乳腺及周围淋巴结;③辅助检查:最常用的是乳腺 X 线摄影和超声检查。我国推荐一般风险女性群体每 1~2 年接受一次乳腺 X 线摄影和(或)乳腺超声筛查;年轻女性、既往乳腺检查结果提示乳腺组织致密和(或)不能进行乳腺 X 线检查的一般风险女性人群,首选乳腺超声检查。乳腺癌高危人群需要在 40 岁之前进行筛查,推荐每年接受乳腺 X 线检查联合乳腺超声检查 1 次,必要时还可以应用 MRI 等影像学手段。

03 ▸ 如何提前识别宫颈癌

40~50 岁和 60~70 岁女性人群是宫颈癌的高发人群。宫颈癌的筛查是早期识别宫颈癌的重要手段。宫颈癌的主要致病因素包括:①高危型 HPV 的持续性感染(间隔至少 6 个月的两次 HPV 检查结果均提示高危型 HPV 阳性);②有宫颈癌等疾病相关家族史;③性生活过早;④过早生育(18 周岁以前);⑤正在接受免疫抑制剂治疗;⑥多个性伴侣;⑦HIV 感染;⑧患有其他性传播疾病;⑨吸烟、吸毒者。宫颈癌的筛查内容包括:①询问病史:主要询问是否有阴道出血、白带异常、下腹部疼痛等症状,是否有 HPV 感染史、初始性生活的年龄、性伴侣情况、月经情况、孕产情况、吸烟、口服避孕药情况、营养和自身免疫情况等;②体格检查:视诊外阴,借助窥阴器观察阴道和宫颈情况,检查外阴、阴道、宫颈和周围情况;③辅助检查:最常用的是阴道分泌物检查、宫颈液基薄层细胞学检查（thin-prep cytology test，TCT）和人乳头瘤病毒（human papilloma virus，HPV）检查。建议一般人群每 3 年进行一次 TCT 检查，每 5 年进行一次 HPV 检查。初筛结果有异常的还需要接受阴道镜检。

检查注意事项：①在接受妇科检查前 48 小时避免性生活和阴道冲洗，避免用药；②妇科检查要避开月经期；③无性生活史的女性避免行经阴道的检查（如阴道分泌物检查、TCT 和 HPV 检查）。

（三）宫颈癌的元凶——人乳头瘤病毒

01 ▸ 了解 HPV

HPV 是人乳头瘤病毒的简称，根据其遗传物质的差异性分为多种亚型，目前已发现并鉴定出 200 多个亚型。依据各型 HPV 的致癌能力不同可以分为高危型 HPV（如 HPV16、HPV18、HPV31、HPV33、HPV35、HPV39、HPV45、HPV51、HPV52、HPV56、HPV58、HPV59、HPV68 型）和低危型 HPV（如 HPV6、HPV11、HPV42、HPV43、HPV44 型）。不同型别的 HPV 感染可引起不同疾病，高危型 HPV 持续感染可引起宫颈、阴道、外阴、头颈等部位的癌前病变，最终可能发展为癌；低危型 HPV 感染可引起皮肤疣、肛门-生殖器疣和复发性呼吸道乳头状瘤等疾病。

02 ▸ HPV 感染宫颈后一定会得宫颈癌吗

在女性一生中，感染高危型 HPV 的概率达 70% 以上，但在 100 个感染高危型 HPV 的女性中，约有 80 名女性的 HPV 感染为一过性，不会致癌，只有不到 10% 的妇女发展成宫颈癌或宫颈上皮内瘤变。并且，宫颈癌的发生除持续性高危型 HPV 感染外，还需要其他因素的共同参与。据此,可以将引发宫颈癌的因素分为两类:①生物学因素,即高危型 HPV 持续感染;②外源性的行为性危险因素,包括过早开始性生活、多个性伴侣或性伴侣有多个性伙伴、不注意个人卫生、早婚早育、多孕多产、吸烟、自身免疫性疾病或长期免疫抑制、营养状况不良等。可见,HPV 感染,甚至高危型 HPV 感染后并不一定会得宫颈癌。

03 ▸ **HPV 感染可以避免吗**

HPV 患者和病毒感染者是 HPV 的主要传染源。HPV 的传播方式包括:性传播、母婴传播、皮肤黏膜接触传播,其中 HPV 性传播是宫颈癌的主要传播方式。宫颈部位 HPV 感染率最高的年龄段在 20 岁左右和 40~45 岁。了解 HPV 的感染源、传播途径和易感人群,才可以对其进行预防。宫颈癌的预防措施包括:①控制传染源:对于患者和病毒感染者进行管理,积极治疗;②切断传播途径:安全性行为,与 HPV 患者和病毒感染者进行性行为时采取避孕套等保护措施;③保护易感人群:适龄人群积极接种 HPV 疫苗。

04 ▸ **HPV 疫苗**

HPV 的持续性感染是宫颈癌的高危因素,我国大部分宫颈癌患者可检测到至少一种高危型 HPV 感染。鉴于我国居民对 HPV 疫苗认识不足,未能完全认识到接种 HPV 疫苗的获益,目前我国 HPV 疫苗接种率并不高。部分女性虽了解接种 HPV 疫苗的益处,但是,由于九价疫苗预约较难、成本较贵,因此不得不放弃接种。值得注意的是,HPV 疫苗不仅只有九价疫苗一种,还包括不同厂家的双价疫苗和四价疫苗。

疫苗的"价"是指该种疫苗包含的抗原型别,也就是可以预防的 HPV 亚型,双价疫苗可预防 HPV16 和 HPV18 两种高危亚型,四价疫苗可以预防 HPV16、HPV18、HPV6 和 HPV11 四种亚型，九价疫苗可以预防 HPV16、HPV18、HPV6、HPV11、HPV31、HPV33、HPV45、HPV52、HPV58 九种亚型，因此，九价疫苗对 HPV 感染的预防效果优于四价疫苗和双价疫苗。九价疫苗效果虽好，但是疫苗价格昂贵、预约时间较长。在九价疫苗供应紧张的情况下，接种双价疫苗和四价疫苗也是一种较好的选择。不同疫苗的接种年龄、接种有效性、剂次（表2）。

（四）压力性尿失禁

01 ▸ "笑尿了"是怎么回事

大笑时出现漏尿其实是压力性尿失禁。压力性尿失禁是指当有咳嗽、大笑、打喷嚏和提重物等导致腹腔压力增大的动作时，出现不能自己控制的漏尿。分娩次数多、便秘、肥胖的老年女性，由于盆腔底部肌肉松弛或者尿道及周围肌肉损伤易于出现压力性尿失禁。在我国，每 100 名成年女性中，大约有 19 名患有压力性尿失禁；在 50～59 岁的女性人群中，每 100 名成年女性大约有 28 名患有压力性尿失禁。压力性尿失禁可分为轻、中和重度。轻度：尿失禁发生在咳嗽、喷嚏时，不需使用尿垫；中度：尿失禁发生在跑跳、快步行走等日常活动时，需要使用尿垫；重度：轻微活动、平卧体位改变时发生尿失禁。尿失禁不仅会出现社交、心理问题，而且会影响性功能，进而严重影响日常生活。

02 ▸ 健康有道，控"尿"有方

压力性尿失禁的治疗包括手术治疗和非手术治疗。非手术治疗适用于轻、中度患者和手术前后的辅助治疗。非手术治疗方式如下：

表 2　目前我国境内上市的 HPV 疫苗信息

疫苗类型	ASO4 佐剂双价 HPV 疫苗	国产双价 HPV 疫苗（大肠埃希菌）	四价 HPV 疫苗	九价 HPV 疫苗
商品名称	希瑞适	馨可宁	佳达修	佳达修 9
生产厂家	英国葛兰素史克	中国厦门万泰	美国默沙东	美国默沙东
全球上市时间	2007 年	—	2006 年	2014 年
中国内地上市时间	2016 年	2019 年	2017 年	2018 年
可预防的 HPV 亚型	HPV16 和 HPV18	HPV16 和 HPV18	HPV16、HPV18、HPV6 和 HPV11	HPV16、HPV18、HPV6、HPV11、HPV31、HPV33、HPV45、HPV52 和 HPV58
主要作用	可预防约 70% 宫颈癌	可预防约 70% 宫颈癌	可预防约 70% 宫颈癌	可预防约 90% 宫颈癌
中国内地获批免疫程序	0,1,6 个月（3 剂次）	9～14 岁:0,6 个月（2 剂次）15～45 岁:0,1,6 个月（3 剂次）	0,2,6 个月（3 剂次）	0,2,6 个月（3 剂次）
中国内地获批适用年龄	9～45 岁女性	9～45 岁女性	9～45 岁女性	9～45 岁女性

（1）生活方式的干预：控制体重、戒烟、减少含咖啡因饮料的摄入、避免或减少导致腹部压力升高的动作和活动。

（2）治疗便秘、呼吸系统疾病等导致腹压升高的基础疾病。

（3）盆底肌训练即凯格尔运动（Kegel 运动）：持续收缩盆底肌（即缩肛运动）不少于 3 秒，松弛休息 2～6 秒，连续做 15～30 分钟，每天重复 3 遍；或每天做 150～200 次缩肛运动。持续至少 3 个月。

（4）上述方法效果不明显时，需要及时就医，让专科医生评估是否需要药物、理疗和手术治疗。

（张倩倩）

十七、关爱儿童，呵护祖国的未来

01 ▸ 母乳喂养

婴儿纯母乳喂养指在0～6个月内婴儿只吃母亲的乳汁，不添加任何(包括水)食物。纯母乳喂养对母亲、婴儿及家庭都有好处。

(1) 对婴儿的好处：母乳的营养较全面，不仅含有婴儿生长发育所需的所有营养物质，有助于婴儿的生长发育，且易消化吸收；可以预防婴儿腹泻和呼吸道感染的发生；可以降低儿童过敏性疾病及肥胖的发病率；有利于增进母亲与婴儿间情感交流。

(2) 对母亲的好处：有助于推迟再次妊娠；促进子宫收缩，预防产后出血的发生；降低母亲发生乳腺癌及卵巢癌的风险；利于消耗母亲多余的脂肪，便于产后体型的恢复。

(3) 对家庭的好处：经济、方便、安全。

02 ▸ 如何正确地哺乳婴儿，哺乳时需要注意什么

哺乳前准备：保持婴儿清醒状态，并提前更换好干洁的尿布。并用婴儿的嘴或鼻轻触母亲的乳房，哺乳时婴儿的身体接触及气味都可以刺激母亲的射乳反射。

哺乳方法：首先保证婴儿头部和身体呈一条直线，使婴儿下颌贴在乳房上，用嘴含住乳头及大部分乳晕，听到规律的吞咽声表明婴儿含接乳房正确，吸吮有效。待喂养结束后，可将婴儿头竖直靠在母亲肩膀并轻拍背部并帮助排出胃内空气预防溢奶。

哺乳次数：3月龄内的儿童应按需哺乳，4～6月龄儿童可逐渐养成定时哺乳的喂养习惯，平均每3～4小时一次，每日约6次。

哺乳量：0～6月龄婴儿摄乳量应达到700～1000 mL。婴儿母乳摄入量不足可能出现以下情况。①体重增长不足，新生儿期体重增长低于600 g。②每日排尿次数小于6次。③每次哺乳结束后不能安静入睡或入睡后睡眠时间不足1小时。

03 ▸ 辅食添加的注意事项

满6月龄时，婴儿胃肠道等消化器官已相对完善，可以添加辅食。婴儿添加辅食的原则应遵循从单种到多种，质地从稀到稠，性状从细到粗。循序渐进，待习惯一种食物后再添加另一种食物。刚开始添加的食物需满足生长发育需要、容易吸收且不易引起过敏的谷类食物如米粉等。其次为一些根茎类食物蔬菜与水果。待婴儿适应多种食物单独喂养后可考虑混合喂养，如米粉混合香蕉泥等。

婴儿辅食需单独制作，应尽可能保持食物的原味，尽可能少糖，不建议添加果汁、食用盐及调味品，可少量添加食用植物油。1周岁前无须添加牛奶或非配方奶粉，烹调时建议采用蒸、煮、炖、煨等烹煮方式，不宜采用油炸、煎烤等方式。婴幼儿不适宜喂经过腌制、熏、卤制及辛辣刺激重口味食物。

04 ▸ 2～6岁的儿童应该如何"吃"

儿童2～6岁阶段是生长发育的重要阶段，是饮食和生活行为形成的关键时期。进食安排首先以一日三餐为主，并保证一天2次以上的加餐。加餐一般以奶类及水果为主，并配以少量松软面包。食材遵循多样化原则，烹煮口味清淡，不应过咸、油腻及辛辣。尽量少用或不用味精、鸡精、色素等调味品,并严格控制食盐含量。无甲状腺疾病的儿童可适当添加碘盐。进餐时帮助儿童养成定时、定点、定量、安静专注的饮食习惯。对于儿童不喜欢的食物可优先考虑通过变换烹调方式、通过重复小份量供应的方式喂给,并尝试鼓励及表扬,切勿强迫喂食。儿童每日的水分总摄入量为 $1\,300\sim1\,600$ mL,饮水应为白开水为主,避免摄入含糖饮料。饮水应遵循少量多次原则,其中上、下午各 $2\sim3$ 次。并鼓励儿童经常参与户外游戏和活动,增加活动量。有利于通过增加能量消耗、增进食欲,提高进食能力。

05 ▶ 儿童肥胖对小儿发育成长有哪些影响,肥胖儿童生活中应注意什么

随着社会经济发展及饮食习惯的不断改变,儿童发生肥胖的概率越来越高。单纯性肥胖儿童因体内内分泌激素和生长激素等生长发育相关激素分泌失衡,存在代谢紊乱的现象,不仅严重影响儿童的内分泌、代谢及心血管的生长发育,还会对儿童心理健康造成负面影响。研究表明,超过 80% 的肥胖儿童成年后依然存在肥胖特征,糖尿病、冠心病、高血压及心血管疾病的发病率明显增高。

肥胖儿童在日常生活中应加强饮食管理,严格限制高热量食物的摄入,多吃蔬菜通过增加膳食纤维增加饱腹感,减少糖类的吸收,引导树立健康的饮食理念。避免晚餐过饱,不吃宵夜与零食。培养良好的饮食习惯,减慢进餐速度,细嚼慢咽。坚持参与一些如快走、慢跑、骑脚踏车、游泳等运动,促进机体对热量的消耗。

06 ▶ 过敏体质的儿童在日常生活中需要注意什么

食物过敏是儿童期发生过敏后最常见的诱因,虽然部分发生在婴幼儿时期的食物过敏现象会随着年龄的增长而消失,但大部分也

会对婴幼儿身体造成一定的伤害。常见的对儿童易致敏的食物包括牛奶、鸡蛋、花生及坚果类等。常见的食物过敏表现包括荨麻疹、湿疹、腹胀腹泻及呼吸道症状（咳嗽、鼻塞、流涕）。以下措施可预防或降低儿童食物过敏发生概率：①纯母乳喂养：婴儿期完全母乳喂养可有效预防过敏性疾病，并降低儿童特应性皮炎发生的概率。②特殊水解配方奶粉：水解配方奶粉尤其是完全水解奶粉或部分水解奶粉可以有效降低婴幼儿发生牛奶过敏的风险。③益生菌：益生菌可以帮助婴幼儿维持肠道菌群的平衡和调节肠道免疫系统，在预防食物过敏也有一定的成效。

07 ▸ 孩子迟迟未长牙是缺钙吗

婴儿乳牙的萌出作为评估小儿生长发育的指标之一，通常在6～8月龄开始萌出。有的家长认为孩子已经过了八九个月但是迟迟未萌出就是缺钙的表现，心里担忧便盲目开始给孩子增加鱼肝油和钙粉的剂量。其实这种做法对促进孩子乳牙的萌出效果十分有限，甚至还有引起中毒的风险。孩子出牙时间的早晚主要由遗传因素决定，存在一定的个体差异。如果孩子无其他先天性疾病，一般到1周岁萌牙也算生理现象。只要注意合理喂养，并科学按时添加辅食，注重适宜的户外运动，多晒太阳，便可促进儿童牙齿的自然萌出。切记不宜滥用鱼肝油、钙粉和维生素D等药物。

08 ▸ 儿童补钙就能预防缺钙吗

儿童缺钙最主要的诱因为钙质吸收不足，一般科学合理喂养并及时添加辅食的婴幼儿都能得到较为充足的钙的供应。一般家长缺乏必要的医学知识及在商业广告的误导下，容易陷入补钙就能预防缺钙的误区中。殊不知无论补充多少钙剂，只要吸收不良，则一定会导致缺钙。一般影响钙吸收的因素很多，其中最重要的一个因素为维生素 D 含量，因此补钙的关键在于补充维生素 D。婴幼儿每日所需维生素 D 含量为 400 U，对于儿童补钙一般建议是夏秋季多晒太阳来补充维生素 D，而冬春季则通过口服鱼肝油等途径补充，同时也可适当给予适量的钙剂（每日不超过 0.5 g）。每日给予维生素 D 400 U，若无法满足每日口服维生素 D 要求，也可每月 1 次口服 5 万～10 万单位，或每季度 15 万～20 万单位。其次，维生素 D 并非保健品，摄入过多可导致慢性中毒症状，不仅影响体格智力的发育，还会留下不可逆转的后遗症。因此，儿童补钙一定在医生的指导下科学合理用药。

09 ▸ 孩子说话晚，是"贵人语迟"吗

孩子说话晚可能是语言发育迟缓。语言发育迟缓指儿童语言发展过程虽遵循正常的语言发育顺序，但落后于正常的语言发育水平，未达到年龄相应的水平。常见的原因包括：①智力发育迟缓。多数智力低下的儿童常伴有语言发育迟缓，称为智力语言落后。包括各种先天性或后天性原因导致的大脑损伤而影响智力发育，如先天性脑发育不全、颅内感染、脑出血等。②听力障碍。因为听力受损会使孩子对语言信息的处理变慢，语言的分辨力也会变慢，导致孩子缺乏语言能力和说话能力。③生长环境因素。儿童语言发育需要身边人的交流及设置合适语言环境。如果能及时纠正可以赶上正常发育水平。④孤独症。表现为社交和语言交流障碍等，需要与单纯性语言发育障碍鉴别，慎重判断。⑤特发性语言发育障碍。仅为单纯性语言表达能力发育迟缓，其他发育均正常。

儿童语言发育开始于 12 月龄，16～18 月龄时语言发育处于快速发展期，语言落后多在 24 月龄（2 岁）左右。一般在 18～24 月龄的单纯性语言发育迟缓儿童，其语言延迟可能是短暂的，约 60% 的这类儿童可最终"赶上"语言发育正常的同龄人。但有些孩子若未及时干

预,4岁以后达到正常儿童语言水平的可能性就大幅减小。然而很多家长因接受的科普宣传不足,且受到"贵人语迟""等等就好了"等传统观念的影响,使得孩子错过最佳的干预时期。孩子不说话并非"贵人语迟"。如果孩子出现语言发育明显晚于同龄正常儿童,应在其3岁前进行早期筛查和科学的干预。

那么家长应该如何做帮助儿童进行语言恢复呢? 建议包括:①多跟孩子说话。家人要和孩子有更多的互动,要跟孩子多交流,因为语言的发育先要理解语言,其次才会说话。②多为孩子营造良好的说话环境。可以多参加户外活动,多和同龄的孩子们在一起玩耍、交朋友,在玩耍中练习语言。③鼓励孩子多讲话。家长要注意让孩子有说话的需求、意愿。让孩子主动讲出自己需要什么,喜欢什么,而不是孩子指什么就给什么,这样会导致孩子更不愿意表达。④及时去医院就诊。家长要注意如果孩子到2岁还不会说话,要及时到医院就诊,判断孩子是否存在听力或语言发音器官上的问题,或者是否存在中枢神经系统的问题。

10 ▸ 儿童如何预防近视眼

近视是指眼睛在无调节状态下,平行光线进入眼内通过眼的屈光系统作用后成像在视网膜前方,使得成像模糊不清。一般近视眼的发生与遗传因素、饮食营养、环境及行为因素有关。如视觉器官及神经的发育均需要一定的营养物质,若体内营养物质缺乏,便可能发生相应的疾病,影响到儿童正常视力的发育。还有一些不良的用眼习惯如长期用眼导致眼部肌肉疲劳、在光线不良的环境下用眼、不注意局部用眼卫生等行为均与近视的发生相关。预防儿童近视需要做到以下几点:首先,加强对儿童视力保护相关教育,帮助培养正确的坐、看、书写姿势,坐姿一般要求是身体离桌子有一拳的距离,眼睛离书本是一尺的距离,握笔的手指离笔尖是一寸的距离。并且读写的时间要控制在 30～40 分钟,休息 5 分钟左右,休息的时候看远。其次,尽量减少电子设备的使用,特别是小孩子,如果电子设备使用过多,很容易导致近视的发生。指导儿童在长期用眼期间经常正确做眼保健操来放松眼部肌肉,并改善儿童用眼场所的视觉环境,不要光线过强或者过暗。再次,为儿童搭配营养全面合理的膳食,尽量少吃高油脂、高油腻或高糖的食物,合理膳食,要吃高蛋白质或绿色蔬菜类的食物。最后,要增加儿童体育锻炼等户外活动时间,不仅有利于增强儿童身体素质,也有利于儿童的身心发育和精神健康。

11 ▸ 孩子接种疫苗后出现发热,应如何处理

儿童接种疫苗后,由于疫苗本身属于体外异种蛋白,对于人体而言属于外来异物刺激,往往会引起不同程度的局部或全身反应。其中发热反应属于是免疫接种后产生的正常炎症反应。如果儿童在预防接种后出现发热反应,首先应评估发热程度,如果发热时体温<38.5℃,且无其他明显不适,可予以常规物理降温,无须做其他特殊处理。如果体温≥38.5℃并伴有全身不适,可以酌情予以小剂量的退热剂(布洛芬、对乙酰氨基酚等),同时多饮水,一般不必使用抗生素。虽然也有研究表明接种前预防性给予退热药物能显著降低接种后发热反应发生的概率,但退热药物会使抗体反应减弱,因此不推荐常规性使用。

(穆再排尔·穆合塔尔)

十八、静护成长，与子同行

（一）儿童视力保护

01 ▶ **小眼睛，大世界**

眼睛是人类感官中最重要的器官，大脑中大约有 80% 的知识都是通过眼睛获取的。读书认字、看图赏画、看人物、欣赏美景等都要用到眼睛。眼睛能辨别不同的颜色和光线的亮度，并将这些信息转变成神经信号，传送给大脑。主要眼部结构有眼睑、角膜、瞳孔、视网膜等，小小的眼睛里装着大大的世界。

02 ▶ **模糊不清的世界不想要**

近视是儿童常见的眼部疾病，如何避免视物模糊、拥有一个清晰明亮的世界呢？一定要注意用眼卫生，学会保护自己的眼睛，通过注意用眼卫生、视力矫正、眼保健操、食疗等达到保护视力的效果。

03 ▶ **适度的光线，对眼睛呵护备至**

用眼卫生中：注意合理的环境光线。明亮、柔和的光线对视力非常重要，反之，如果光线不佳（太亮、太暗、眩光、反光等）、特别是在用眼强度很大的学习、工作和生活中环境光线不合适,会明显影响视力。

04 ▸ 不做低头族

用眼卫生:注意良好的近距离用眼姿势。近距离用眼姿势是影响近视眼发生率的另一个因素。乘车、躺在床上或伏案歪头阅读等不良习惯都会增加对眼球调节的频度和幅度负担,应尽量避免。近距离用眼时,最好处于静止状态,坐姿要端正,书本放在距眼 30 cm 左右的地方。看电视距离勿太近:看电视时应保持与屏幕对角线 6~8 倍距离。

05 ▸ 疲劳用眼,是还不清的债

用眼卫生:平时我们要注意用眼时间,缩短近距用眼时间。除病理因素外,大部分学生的视力下降是眼睛调节功能的减退。在不佳的环境光线下、长时间近距离用眼,更易导致眼睛调节功能减退,进而导致视力下降。因此,要尽量避免长时间、近距离用眼,如长时间看书写字、看电视、用电脑等。每次专注用眼的时间最好控制在 45~50 分钟以内,间隔 10~15 分钟后再继续。近距离用眼时,一定要确保有个良好的环境光线亮度。同时增加户外运动。睡眠要充足,定期检查,如发现视力异常,应尽快到医院做进一步检查。长期疲劳用眼导致视力下降,想要恢复视力,需要花费很多的精力和时间,就像还不清的债务一样,所以平时就要注意用眼卫生。

06 ▸ 维生素,眼睛的爱

食疗可以保护我们的眼睛:对眼睛有益处的维生素、脂溶性维生素中的维生素 A 和维生素 E，水溶性维生素中的 B 族维生素和维生素 A，都很重要。各式各样的胡萝卜素和类胡萝卜素更丰富，如番茄、红萝卜、木瓜、青江菜等，都是对眼睛极有帮助的蔬菜。枸杞茶：枸杞子含有丰富的 β 胡萝卜素，维生素 B_1、维生素 C、钙、铁，具有补肝、益肾、明目的作用，因为本身就具有甜味，不管是茶还是像葡萄干一样当零食来吃，对计算机从业者的眼睛酸涩、疲劳、视力加深的问题都有很大的帮助。菊花、决明子、枸杞茶也具有明目清肝的作用。

07 ▸ 眼保健操，有多优秀

眼保健操：眼保健操是以消除睫状肌紧张或痉挛为目的的。实践表明，眼保健操同用眼卫生相结合，可以控制近视眼的新发病例，起到保护视力、防治近视的作用。眼保健操是根据中国古代的医学推拿、经络理论，结合体育医疗综合而成的按摩法，它通过对眼部周围穴位的按摩，使眼内气血通畅，改善神经营养。

（二）OK 镜真的 OK 吗

01 ▸ 什么是 OK 镜

OK 镜全称是 orthokeratology（角膜塑形学），国内翻译为"角膜塑形镜"。OK 镜对于青少年近视的眼轴增长起到了延缓的作用，所以它近年来在治疗青少年近视方面发挥了有效的作用。

02 ▸ OK 镜的佩戴和养护

OK 镜只需晚上睡觉佩戴，第二天早晨摘下时就可获得清晰视力。一般推荐验配的年龄在 8 岁及以上可以佩戴 OK 镜。比如眼科疾病、近视度范围、散光度范围过大之类的不适合佩戴。OK 镜日常的佩戴和养护过程，相当于佩戴隐形眼镜。只要经过严格的筛查、专业的验配和每天正确的护理取戴，以及遵医嘱定期的随访，就可以大大降低并发症的发生概率，达到安全佩戴。

如果佩戴不当，会存在如角膜损伤、眼部炎症等眼部症状等隐患，所以一定要严格验配、正确摘戴、定期复查。若在佩戴期间出现眼部不适，应立即取下镜片并及时就诊。

03 ▸ 复查频次和对激光矫正手术的影响

佩戴"OK 镜"在戴镜的第 1 天、第 7 天、第 30 天复查，以后每 3 个月均需复查一次，如果有任何异常情况，还要及时随诊。佩戴 OK 镜已经对角膜造成了变形挤压，因此如果需要做近视激光矫正手术，应该给角膜留下恢复时间，停戴几个月以后，再考虑进行手术。

04 ▸ 使用小贴士

佩戴 OK 镜时要注意：第一，我们应该注意清洁卫生，定期清洁和护理角膜塑形镜片。第二，为防止眼部感染，在佩戴 OK 镜期间，应定期到医院进行眼部检查。第三，定期检查 OK 镜，一般来说，在精心护理的情况下，OK 镜可以使用一年，甚至大约一年半。如果有明显的划痕，必须及时去医院更换。

05 ▸ 爱眼才是真

患者佩戴一夜后即有非常显著的矫治效果，维持 10～30 天，达到一定的疗程。当然切记，佩戴 OK 镜并不是一种治疗手段，它不是万能的,效果也是可逆的,只是管用几个小时。各位家长还是要帮助孩子注意用眼卫生,爱护好自己的眼睛。

（三）儿童牙齿保健很重要

01 ‣ **小朋友没有牙齿也要刷牙吗**

宝宝从出生到 6 月龄,家长每天一次用柔软纱布蘸温开水擦拭牙床;6 月龄到 1 岁,家长应每天为他清洁牙面和牙床;1～2 岁,家长要开始每天帮助宝宝早晚刷牙;2～6 岁,孩子学会自己刷牙。

02 ‣ **吃完糖要清洁口腔吗**

糖分过高,会严重损害牙齿,所以吃完甜食后要及时清洁口腔,当然最好是少吃甜食。

03 ‣ **口气清新清爽宜人**

牙膏有很多种,如药物牙膏、含氟牙膏等。如果儿童已经有了口腔疾病,可以在咨询医生后,选择合适的药物牙膏。

04 ‣ **牙齿健康吃出来**

挑食、偏食的不良习惯阻碍了儿童摄取足够均衡的营养物质,摄取均衡的营养物可确保牙齿的正常结构,提高牙齿对细菌的抵抗能力。

（四）儿童流感小知识

01 ▸ **什么是流感**

流感是由流感病毒引起的一种急性呼吸道疾病,而流感病毒又分为甲、乙、丙、丁四型。目前感染人的主要是甲型流感病毒和乙型流感病毒。人群普遍易感,尤其是儿童,且较易导致重症、致残和致死。秋冬季节气候、温度急剧变化,是流感高发时期,注意及时发现并辨别流感早期症状就尤为重要。

02 ▸ **如何简易判断是普通感冒还是流感**

(1)普通感冒:症状一般以打喷嚏、流鼻涕为主,一般不会太严重。

(2)流感:除了打喷嚏、流鼻涕,还有以下 3 种情况:①发热快、体温高,多在 38.9 ℃以上,吃退热药都难退热;②精神状态差、头痛、全身酸痛、乏力,婴儿表现为精神萎靡或异常烦躁;③其他家庭成员或学校、工作场所里有流感疑似患者。

03 ▸ **如果高度疑似流感,要怎么办**

建议在 24 小时内至儿科发热门诊就诊,医生将会为小儿做甲乙流的鼻咽拭子检测并配合血常规、C 反应蛋白检测,检测报告一般在 1 小时内就可出具。医生即可依据检测结果予以对症处理。目前医生首选用药是奥司他韦。需要注意的是,奥司他韦主要用于治疗甲型和乙型流感,对普通感冒没有特效,不能滥用这个药。

04 ▸ 如何防范流感

（1）传染性疾病是防重于治。因此，要配合幼儿园、学校做好体温监测，一旦发现有发热或出现上感症状如咳嗽、咽痛等，及时上报，必要时居家隔离；待体温恢复正常、症状消失48小时后方可回校上课。

（2）教育儿童注意手卫生，尤其避免不清洁的双手接触眼、口、鼻。

（3）帮助小儿养成良好的个人卫生习惯，加强体育锻炼、均衡饮食、保障睡眠，增强个人抵抗力。

（4）接种流感疫苗是最经济、最有效的方法。一般建议在流行季节前1～3个月接种，每年均需接种，因为每年的疫苗都是依据最近的流感病毒基因型变异来针对性生产制造的，可以有效地降低感染概率、降低重症率、缩短病程。

（五）手足口病

01 ▸ 什么是手足口病

手足口病好发于6月龄到5岁内的儿童，在3岁以内更常见，很多时候一个幼儿园有一个患儿，其他小朋友很快也会得病，该病全年都可以发病，在北方地区夏秋季高发，但有逐渐提早的趋势。在南方地区以春夏季为主高峰，秋冬季为次高峰。

02 ▸ 手足口病，如何识"疹"

手足口病通常分为普通型和重型两种，多数为普通型，症状较轻,无须治疗就能自行恢复。

　　普通型患儿一般急性发病,在口腔、手足处出现疱疹和斑丘疹,在出疹的同时或出疹前可能会出现发热,大部分是低热。口腔处疱疹最多见于舌头和颊黏膜,其次为唇齿侧和硬腭,口周也会出现。开始时为红色斑片,继而发展为周围红晕的水疱,在 2～5 天水疱会破裂,形成浅的灰白-黄色基底,红斑围绕的溃疡,如果孩子出现咽喉疼痛或拒绝吃东西,家长需要留心孩子口腔内是否有疱疹的出现。而手足部的皮疹表现多样,较为典型的是在手足处表现为数个到数十个斑丘疹或疱疹,常有"四不"特点,表现为不痛、不痒、不结痂、不结疤,一般 5 天左右皮疹会吸收,7～10 天会消退。同时孩子还可能出现乏力、食欲消退等伴随症状。

　　少数患儿可能会发展为重症手足口病,以下我们将详细说说,家长需注意手足口病的皮疹出现部位、出现数量、是否会出现皮疹均与致病病毒和患儿自身免疫力相关,家长无须"死磕"教科书寻找皮疹,及时送医是关键。

03 ▸ 重症手足口病,一定要警惕

　　有以下表现提示孩子可能在短期内发展为重症病例,需要立即送医院治疗:

　　(1) 持续高热:体温大于 39℃,或者体温大于 38.5℃并持续超过 3 天(这条不是一定的,只是研究发现,重症手足口病时,发热多持续 3 天以上)。

　　(2) 神经系统异常:孩子出现嗜睡、呕吐、头痛等表现,有时会伴有肢体抖动、站立不稳或肌阵挛(就是肌肉在抽搐)。

　　(3) 心力衰竭前表现:孩子呼吸和心率增快、四肢发凉、出冷汗,摸着皮肤湿冷。重症手足口病先出现发热和神经系统异常,之后再出现心力衰竭前表现。所以,可以简单记忆为:只要孩子发热大于 3

天,出现嗜睡、呕吐、头痛等表现,就立即带孩子去医院。

04 ▸ 应对手足口病莫慌张

当家长发现患儿可能感染了手足口病时不用过分恐慌,大部分患儿为普通型手足口病,属于自限性疾病,就是不用治疗自己也能好。所以,家长要做的就是做好对症处理,缓解患儿不适后,等待疾病消退就行。不要盲目使用抗生素药物和抗病毒类药物,也不要盲目使用中药或中成药。对于重症患儿,家长要做的是学会识别哪些情况可能会发展为重型手足口病,需立即将患儿送往医院行相关治疗。

05 ▸ 手足口病的居家护理

对于普通型患儿,在家庭护理中,家长应做到随机应变,等待疾病自然好转。比如上文提到部分患儿皮疹可能会出现瘙痒或疼痛,可以选择穿宽松舒适的衣物以减少衣物摩擦皮疹带来的不适,同时选择一些外用药物如炉甘石洗剂,也可以起到一定收敛止痒的作用;患儿口腔内出现疱疹时可能伴有咽痛、食欲减退等,选择软糯偏凉的食物可以使患儿的适口性提高,同时切勿忽视日常充足饮水,如孩子出现排尿次数减少、尿色明显深黄、嘴唇干裂脱皮都提示其需要补水。

06 ▸ 手足口病,勤洗手

人感染手足口病后在其呼吸道分泌物、唾液、粪便皮肤疱疹液中均含有病毒,而且病毒的排毒期较长,通常在患病的第 1 周致病力最高,某些患儿粪便内含病毒时间最长可以达到 3 个月。所以,预防手足口病的关键在于不接触、勤洗手。

（六）七步洗手法（图 7）

01 ▸ **七步洗手法是哪七步**

（1）内：流动水冲洗，湿润双手，涂抹洗手液，掌心相对手指并拢，并拢相互揉搓。

（2）外：洗背侧指缝，手心对手背沿指缝相互揉搓，双手交换进行。

（3）夹：洗掌侧的指缝，掌心相对，双手交叉沿指缝相互揉搓。

（4）弓：洗指背，弯曲各手指关节，半握拳把指背放在另一手掌心旋转揉搓，双手交换进行。

（5）大：洗拇指，一手握另一手拇指旋转揉搓，双手进行交换进行。

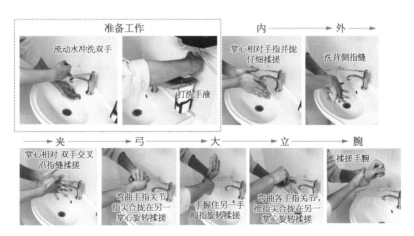

图 7　七步洗手法流程图

（6）立：洗指尖，弯曲各手指关节，把指尖合拢在另外一手掌心旋转揉搓，双手交换进行。

（7）腕：洗手腕，手臂，揉搓手腕，手臂，双手交换进行。

02 ▸ 免洗洗手液可以替代流动水洗手吗

很多人随身携带手消毒液，需要时随时挤出揉搓。但不应该忽视的是，流动水和肥皂洗手永远是无法替代的，这也是去除手上沾染的病原微生物的最佳方式。虽然含酒精手消毒液可杀灭绝大多数已知的病原微生物，但它不能清洁手部，且对艰难梭菌、隐孢子虫、诺如病毒、某些肠道病毒等无效，因此洗手至关重要。

（七）孩子烧（烫）伤怎么办

01 ▸ 孩子烫伤发生率比想象的高

你知道吗？烧烫伤是 7 岁以下儿童发生概率最高的意外伤害，在儿童各类因素引发的意外伤害中占比＞60% ，其中 3 岁以下婴幼儿烫伤占比约为 88% 。73.5% 的儿童由热水或沸水烫伤。烧烫伤在儿童意外伤害中的发生率极高，对孩子的伤害不可低估。

02 ▸ 孩子烫伤，后果有多严重

孩子烫伤后，轻则皮肤发红，重者可见皮肤肿胀、起水疱、疼痛，严重的甚至可以引起血管、神经、肌腱等损伤；烫伤因为剧烈的疼痛和皮肤大量渗液，可以引起儿童皮肤感染，甚至引起休克、败血症等并发症，甚至危及生命。

▸ **轻重缓急如何分**

Ⅰ度:表皮损伤,皮肤轻微红肿,有灼痛感,1周恢复,一般不留瘢痕。

浅Ⅱ度:表皮或真皮层,红肿明显,皮肤上有水疱形成,疼痛明显,2周左右恢复,不留瘢痕或轻微瘢痕。

深Ⅱ度:伤及真皮深层,水疱小而密集,皮肤溃烂,疮皮厚,3周或以上,有瘢痕。

Ⅲ度:伤及皮肤全层甚至皮下脂肪、肌肉,表面发白或发黑,无水疱,皮肤组织蜡白或焦黄,需要植皮愈合,是永久性组织损伤。

04 ▸ **儿童烫伤,从容应对**

日常生活中,儿童烫伤最容易碰到的是Ⅰ度和浅Ⅱ度的烧烫伤,当碰到这种程度的烧烫伤时,家长不要过于慌乱,应及时按照"冲、脱、泡、盖、送"的5字法则来帮孩子进行急救处理:

(1)冲:孩子烫伤后,要立即用流动的冷水冲洗烫伤部位15～20分钟,降低创面温度减轻疼痛,尽可能降低损伤。

(2)脱:轻轻脱下衣物,可边冲洗边脱。如果衣服和伤口粘连,可用剪刀剪去伤口旁的衣物,切勿硬拉撕扯,避免给创面造成二次伤害。

(3)泡:脱掉衣物后,将孩子烫伤的部位继续在冷水中浸泡10～30分钟,减轻疼痛。如果是低龄儿童或烫伤面积较大,要随时观察宝宝的体温及状态,避免低体温的发生及伤口感染、溃烂。

(4)盖:等到烫伤部位疼痛缓解,用无菌纱布(或干净的毛巾)覆盖伤口,保护创面。

(5)送:完成以上步骤后,尽快送孩子到医院接受进一步治疗。尤其需要注意的是,如果烧烫伤严重,深Ⅱ度或超过时(如水疱密集、皮肤溃烂的情况），要立即送孩子去医院或马上拨打120进行急救。

05 ▸ 如何做好孩子的"守护使者"

家长除了学会正确处理烫伤，最重要的还是防患于未然，提高安全防范意识，为孩子创造安全的生活环境。如安全用电，尽量要让孩子在自己的视线范围内活动；将热水瓶、热汤水、电熨斗等放在孩子够不到的地方；不要让孩子在厨房玩耍；教育孩子消防安全意识，教育孩子不要玩火；出去玩耍时注意地灯、空调外挂机及汽车排气管等容易造成高温烫伤的物品等。

06 ▸ 迷信偏方不可取

万一发生烫伤事件，切勿迷信偏方（如在烧伤疮面涂抹牙膏、蛋清、蜂蜜、锅灰等），不要自行挑破水疱，以免引发感染等。家长第一时间的正确处理可以减轻孩子的烫伤程度，再配合医护人员的有效治疗，能有效减少并发症的发生率，促进儿童烫伤部位的早期康复。

（八）儿童腹泻

01 ▸ 何为腹泻

腹泻是由多病原、多因素引起的以大便次数增多和大便性状改变为特点的临床综合征，轻者可能导致营养不良影响生长发育，重者可引起水和电解质紊乱而危及生命。

02 ▸ 辨"泻"有方

如果只是偶尔出现排便量少、次数增多、大便变稀等,都属于正常现象,不需要太过担心。但如果大便性状突然改变明显且持续,如水样便、黏液便、蛋花样便、脓血便等大便含水量异常增多,且排便频率明显多于平常,这时基本可以判断是腹泻了。

03 ▸ 孩子腹泻,"泻"从何来

腹泻可以分为感染性腹泻和非感染性腹泻。

(1)感染性腹泻主要是"病从口入",有细菌、病毒、寄生虫等病原体感染了肠道。感染性腹泻除了腹泻症状,还可能出现恶心、呕吐、腹痛、全身发热等症状。

(2)非感染性腹泻原因包括:①大部分是因为喂养不当引起的吸收不良,导致大便次数增加,大便内有未消化的奶块或者出现蛋花样便。②天气变化可能会影响肠道蠕动和消化功能造成腹泻。③食物不能耐受和过敏也会导致腹泻,多仅有腹部症状或伴有轻微皮肤表现。

04 ▸ 孩子腹泻,何时就医

当腹泻程度较轻时,不需要急着看医生,可以先在家观察。如果孩子出现以下情况,需要立刻去看医生:①腹泻剧烈,大便次数多或腹泻量大;②发现大便带血;③伴有发热;④频繁呕吐、吃不下东西,或呕吐物带有血丝、呈绿色、咖啡渣状时;⑤出现了脱水症状时:尿量明显减少、精神萎靡、嗜睡、皮肤弹性差、哭时眼泪少或无泪、手脚凉等;⑥年龄小于6月龄,有慢性病史,如先天性心脏病、慢性肺病、营养不良、免疫缺陷等。

05 ▸ 家庭护理是治"泻"的第一道防线

在家观察期间,不要着急使用止泻药,但一定要注意补充足量的水分、电解质预防脱水。母乳喂养儿应继续母乳喂养,并且增加喂养的频次及延长单次喂养的时间;年龄在 6 月龄以下的非母乳喂养儿继续喂配方乳,年龄在 6 月龄以上的患儿继续食用已经习惯的日常食物,鼓励患儿进食,如进食量少,可增加喂养餐次。避免给患儿喂食含粗纤维的蔬菜和水果及高糖食物。

06 ▸ 孩子腹泻,治"泻"有道

如患儿腹泻严重,在除了专业医生特殊要求严格禁食的情况,其他情况仍旧鼓励患儿坚持进食。可参考患儿食欲及吐泻情况,采取循序渐进的原则。

(1)如婴儿可先给予 1/2 稀释奶,渐增至全奶,平时已进固体或半固体饮食的患儿,可由稀粥、米粉等开始,渐改为较浓的饮食,食量也可由少量逐渐增多。

(2)所有年龄段的儿童都建议加用口服补液盐,可以有效地预防电解质紊乱,并能帮助宝宝尽快恢复正常饮食。建议在每次稀便后给予补充:2 岁以下给予 50～100 mL,2 岁以上 100～200 mL,少量多次,直到腹泻停止。

(3)爸爸妈妈需要注意加强孩子的皮肤护理,及时换尿布,用温水清洗臀部及会阴部防止局部感染。

(4)注意饮食卫生,餐前便后洗手,孩子的餐具、玩具定期消毒,护理孩子的人更要注意自身的卫生。发现感染及时隔离观察和治疗。

（九）儿童发热

01 ▸ **什么是发热**

发热是指体温升高,超过 1 天中正常体温波动范围的上限,一般认为体温≥37.3 ℃(腋温≥37.5 ℃)为发热。临床上将发热分为四个等级:低热:37.5～38.0 ℃;中度发热:38.1～38.9 ℃;高热:39.0～40.9 ℃;超高热:≥41.0 ℃。另外,家长需特别了解的是发热体温越高不一定与疾病严重程度成正比,但发热时间的延长/热峰温度过高可能对儿童机体功能造成影响。

02 ▸ **儿童发热,热从何来**

通常儿童发热是儿童疾病中常见的症状之一,发热的原因多种多样,其中最主要的分类原因为感染性发热和非感染性发热。作为家长,在面对儿童发热的情况下无须如同医生一般分辨判断具体导致儿童发热的原因是什么,而是需了解怎样判断儿童目前发热的严重程度,以及如何正确控制体温,让孩子能感到舒服一些。

03 ▸ **每一次发热都是一次考验**

发热时,由于体温的增高,孩子可能会出现心率、呼吸的增快,食欲会随之下降,同时孩子消耗增加,需补充相应的能量物质。如因疾病原因出现长期的发热而没有得到相应的能量补充,可能会导致孩子变得消瘦,抵抗力随之下降。另外,发热时会因为水分蒸发散热导致体内水分大量流失,从而进一步导致孩子的内环境紊乱,出现水、电解质平衡紊乱,严重时甚至会导致孩子昏迷甚至死亡。高热时中枢神经系统兴奋,可能会出现烦躁不安、谵妄幻觉等神经系统症状。部分孩子在高热的情况下会出现高热惊厥,这时候家长应学会正确对待高热惊厥的宝宝,选择科学的方法来应对。

04 ▶ 高热惊厥需重视

高热惊厥是儿科的常见病,3个月至5岁儿童在发热初期或体温快速上升期易出现牙关紧闭、意识丧失、手足抽搐等热性惊厥症状,在最新版热性惊厥治疗与管理专家共识中指出,大多数热性惊厥呈短暂的单次发作,持续时间1~3分钟,不必急于用止惊药物,应保持呼吸道通畅,防止跌落或受伤,切勿刺激患儿,切勿使用掐人中、暴力撬开患儿牙关、向患儿口中塞入毛巾、按压患儿四肢或剧烈摇晃患儿等"土办法",这会使患儿进一步受伤。谨记及时送医治疗才是关键。

05 ▶ 如何帮助孩子退热

(1)物理降温:一般腋温低于38.5℃时首选物理降温(包括温水擦身、擦拭额头/腋窝、增加饮水量、前额使用退热贴等),切忌快速过度降温或用大量被褥衣物捂住患儿发汗。

(2)药物退热:①2月龄以下宝宝禁用任何解热镇痛药;②2月龄以上儿童体温≥38.2℃,伴明显不适时,可采用药物退热,推荐口服对乙酰氨基酚,剂量为每次15 mg/kg,两次用药的最短间隔时间为6小时;③6月龄以上儿童,可以使用对乙酰氨基酚或布洛芬(或右旋布洛芬)退热,布洛芬的剂量为每次10 mg/kg,两次用药的最短间隔6小时。特别注意:不推荐对乙酰氨基酚联合布洛芬用于儿童退热,也不推荐对乙酰氨基酚与布洛芬交替用于儿童退热。退热药物使用后多在30~60分钟体温开始下降,一般两次用药应间隔4~6小时以上,

24 小时之内用药不超过 4 次，其间应辅以适当的物理降温措施。不宜盲目加用糖皮质激素作为退热治疗。

06 ▸ 及时就诊是关键

最关键的一点是，儿童发热虽常见但请勿轻视，在发热期间需密切注意患儿的表现和体征如是否出现面色苍白、皮肤弹性下降；精神、食欲明显下降，对外界活动兴趣缺乏；呼吸、心率明显增快，甚至出现鼻翼扇动等；有出现高热惊厥。有以上表现的患儿均应及时就诊，以避免造成不可挽回的伤害。

（十）儿童过敏

01 ▸ 什么是过敏

当人体的免疫系统对来自空气、水源、接触物或食物中天然无害的物质，出现了过度反应，就是过敏。常见的有食物过敏，比如牛奶、鸡蛋、海鲜过敏等；吸入性过敏，比如尘螨、花粉、猫狗毛等；接触性过敏，比如尿布、护肤霜等；特殊情况时，比如药物、昆虫叮咬等。但是大多数疑似过敏症的情况并不是直接就能确诊为过敏体质。

02 ▸ 儿童过敏，"无为"而治

以下情况可以不用处理或轻微处理：①孩子症状轻微，并不影响其饮食、睡眠，生长发育完全符合正常曲线，可以不予处理，或者仅仅给予局部外用药一类的对症处理。一般孩子最多 1 岁左右就完全不会再出现类似情况，就是专业所说的免疫耐受。②如年纪稍长的儿童出现间歇性的轻嗓子干咳,也不一定是慢性咽炎、鼻炎或者咳嗽变异性哮喘。在情况完全没有影响到孩子的正常生活、学习、睡眠,经专业医生检查也没有发现病理变化时,也并不需要任何处理用药。

03 ▸ 儿童过敏,脱敏有道

(1)了解孩子是否处在病理状态,遵照医生建议是用药或仅仅随访观察。

(2)孩子被确诊为过敏性皮炎、过敏性鼻炎或哮喘,那必须按照医嘱检查过敏原,然后用药、规避过敏原。

(3)根据病情严重程度确定随访期。多数的轻症治疗期不超过1年,过敏原规避期不超过3年。重症如果能持续治疗、随访,也可能在青春发育期过后,症状明显减轻甚至不再发病。

(十一)关爱儿童,认识性早熟

01 ▸ 什么是性早熟

性早熟一般是指女孩在8岁前,男孩在9岁前出现第二性征发育。女孩主要表现为身高在某一个阶段快速增长、乳房发育、毛发出现如阴毛和腋毛,甚至月经来潮。男孩主要表现为身高在某一个阶段快速增长、声音变粗、喉结显露、胡须增多、阴毛、腋毛生长等。

02 ▸ 性早熟与"大个头"

性早熟的主要表现为提前出现的性征发育,在此过程中,由于骨骼的过快增长可使骨骺融合较早,早期身高较同龄儿童高,但成年后身高反而较矮小。除此之外,其余均正常。

03 ▸ 性早熟的真与假

性早熟可分为真性和假性性早熟两类。①真性性早熟,除特发性性早熟外,还有颅内肿瘤或占位性病变、中枢神经系统感染、先天性脑积水等引起的继发性性早熟。②假性性早熟,见于性腺肿瘤、肾上腺疾病、外源性的药物食物化妆品等。

04 ▸ 性早熟的遗传性

性早熟和遗传因素有关系,孩子性早熟的主要原因之一是遗传因素。如果孩子父亲遗精时间过早或母亲月经来潮时间提前,通常孩子也会出现性早熟的现象。在日常生活中,父母要密切关注儿童的生长,一旦发现儿童出现了第二性征的发育或异常发育,应尽早就医,明确病因、早诊断、早治疗。

如果儿童已经确诊为性早熟,应该根据其病因确定处理及对待方法。作为父母一定要在思想上给予正确的引导,并且也要让儿童知道性早熟是什么情况。不能嘲笑及讽刺患者,避免增加患者的心理压力,对于中枢性性早熟患者,需要抑制或减慢性发育,特别是阻止女孩月经来潮,同时应抑制骨骼成熟,改善成人期最终身高。对于心理行为发育不健全的患者,应加以干预,尽量恢复相应年龄应有的心理行为,根据不同的病因给予相应的治疗。肿瘤引起性早熟者应及早手术摘除或者进行化疗、放疗等治疗方法。甲状腺功能减退所致者应给予甲状腺激素制剂纠正甲状腺功能减退;先天性肾上腺皮质增生患者可以采用皮质醇类激素治疗。

（十二）儿童频繁挤眉弄眼是眼睛的问题吗

相信有不少家长遇到过这种情况,孩子不明原因地出现频繁眨眼睛、挤眉弄眼,去眼科就诊,没有发现眼内异物、没有倒睫、结膜炎、干眼症、视疲劳等眼部问题。如果与眼睛问题无关,那么多数就与儿童抽动症有关了。

01 ▸ 挤眉弄眼可能是一种病

儿童抽动症又称儿童抽动-秽语综合征,是临床较为常见的儿童行为障碍综合征,以眼部、面部、四肢、躯干部肌肉不自主抽动伴喉部异常发音及猥秽语言为特征的综合征。症状特征是患儿频繁挤眉、弄眼、皱鼻子、噘嘴、摇头、耸肩、扭颈、喉中不自主发出异常声音,似清嗓子或干咳声,少数患儿有控制不住的骂人、说脏话。症状轻重常有波动,感冒发热或精神紧张可诱发和加重。日久则影响记忆力,使学习落后,严重患儿因干扰课堂秩序而被迫停学。儿童的发病率在 $5\% \sim 10\%$,一般会在 4～12 岁发病比较高,通常男孩比女孩患病率要高,男孩患病的概率是女孩的 9 倍。儿童抽动症病程长,反复发作,多数至青春期自行缓解,少部分渐加重,症状可延续至成人,影响正常生活和学习,需及时干预。

02 ▸ 儿童抽动症,"动"从何来

目前儿童抽动症的病因和发病机制尚未明了,是多种因素在发育过程中的相互作用所致的结果:①遗传因素;儿童抽动症有部分具有明显的遗传倾向,本病在家系成员中的发病概率在 $40\% \sim 50\%$ 。②营养因素;如果在成长期间缺乏必需氨基酸、牛磺酸、核苷酸、必需

脂肪酸、卵磷脂、铁、锌等营养元素摄入不足或过少,会影响大脑发育,诱发抽动症。③心理因素:抽动症的患儿往往有敏感、胆怯、多动、情绪不稳定、固执等心理特征倾向。④家庭因素:在家长对孩子要求过高、过多的责备、过度干预、家庭的争执、父母离异、亲人离世等一系列应激事件下,孩子会出现在焦虑、紧张、惊吓等情绪,儿童会将心理上矛盾冲突体现在运动系统方面表达出来。⑤中枢神经递质失衡:可能与5-羟色胺和去甲肾上腺素等单胺类递质异常有关。

03 ▸ 儿童抽动症,治"动"有方

目前全世界尚无针对儿童抽动症的特效药物及治疗方案,故对儿童抽动症应"对症干预"而非"对病治疗"。"对症干预"是从各个方面分析儿童抽动的可能原因,采取全方位、多手段的方法降低抽动的可能性。干预目的是将儿童抽动症状控制在不影响儿童学习生活和身心发展的范围,待儿童身体发育完善后,使症状得到自行缓解。

目前儿童抽动症比较好的治疗方法有:①行为治疗是儿童抽动症常用的治疗方法之一,主要是通过松弛训练、抑制练习、集结练习等。在家长协助下,使抽动症患儿学会自己克服抽动症状,当患儿抽动症状有所减轻时,家长给予奖励和鼓励,这样能增强治疗效果。②心理治疗主要是通过家长、身边周围人群的积极参与配合,不要给予患儿精神上的压力和负面刺激,用鼓励、关心、信任的态度去支持患儿日常康复工作,从而在精神上减轻患儿负担。③避免不合理用药临床中,用于抽动症的干预药物多为抗精神病药物,虽然可以在一定程度上抑制抽动症状,但并不能治疗疾病本身,且存在不良反应风险。因此,药物治疗并非轻症患儿的首选方案。

（1）首先家长不要过度焦虑，90%的抽动症都是短暂的，不会影响孩子的生活和学习。家长一定要以平常心对待孩子，最好能够无视孩子的抽动，不要反复提醒或责备孩子，这不是孩子自己能控制的，过多的干预会使小孩情绪更加紧张、焦虑，加强大脑皮质的兴奋性，使抽动发生更频繁，加重症状发作。

（2）家长要主动亲近孩子，与之谈心，帮助孩子寻找到诱发抽动的原因，如同学间的矛盾、影视剧中恐怖紧张的镜头、经历害怕的事件等对孩子造成紧张情绪的心理因素。

（3）鼓励和引导孩子参与各种有趣的游戏和活动，分散儿童的注意力。

（4）教会孩子在别人用不同的眼光看他时，不必为此感到自卑、自责，正确地对待同学的嘲笑，处理好与同学的关系。

（5）饮食营养要均衡，摄入新鲜蔬菜水果，最好不要吃反季节蔬菜，适当补充钙、锌、B族维生素等，尽量不要吃辛辣油腻的食物、可乐、浓茶、咖啡等含有咖啡因及带色素的饮料、方便面、膨化食品、奶酪、巧克力等含有防腐剂的食品，这些食物会使脑内兴奋性增高，诱发抽动。

（6）如果抽动症较严重，已经影响孩子的学习和生活，可以去儿童心理门诊，在医生的指导下进行心理调适、心理疏导及治疗。

相对于医生，儿童家长需要承担更多的干预工作，还需要学校老师及同学对该病有一定的理解。科学的饮食结构、适度的神经营养干预、科学的运动训练和良好的家庭教养方式、友好的学习氛围对儿童抽动症状缓解都能起到重要的作用。

（陈晨团队）

十九、合理用药，健康护航

01 ▸ 药物保存的适宜温度

根据储存温度，药物保存可分为冷藏保存、阴凉保存和常温保存。第一种，冷藏保存指的是 2～10℃避光贮存（主要包括胰岛素针剂等活性菌类药物，成纤维细胞生长因子及白蛋白制剂等一系列生物制剂）；第二种，阴凉保存指的是一般情况下储存在不超过 20℃阴凉干燥环境中的药物（主要包括中成药制剂：蜡丸、糖浆剂、合剂、酒剂、膏药、眼用制剂、气雾剂、喷雾剂、凝胶剂等）；最后一种就是像我们这类常温储存的药物，一般存储在室温，10～30℃避光环境中的胶囊及片剂（包含大多数西药片剂胶囊）。具体药物可以参考药物说明书合理存放。

药物的不合理存放会导致药物失效甚至引起一系列不良反应，药物安全性与我们的健康息息相关，合理放置能帮助各种药物保证药效。

02 ▸ 家庭用药保存小贴士——小药箱计划

我们在家里通常会准备一些药物以备不时之需，药物保存有哪些注意事项呢？首先，药物分类管理，不同功效的药物存放在不同的分类区中，例如，药箱左边放感冒药物，右边存放助消化的药物，同时分类做好标注，方便存取。其次，不同类型的药物也建议分开储存，口服药、外用药、敷贴之类的分开保存为宜。再次,定期关注药物的有效期及保质期,这里建议将保质期早的药物放于外侧,方便拿取,同时,棕瓶药物也请注意避光保存,药物谨防潮湿变质,及时将变质过期药物销毁,切勿服用变质过期药物。最后,应急药物如哮喘患者的喷剂、冠心病患者的保心丸等,请务必放置于容易拿取的地方,若您有配备小药盒,药品建议遵医嘱服用并做好标记。

药物存放的合理与否对我们的健康有很大促进作用,行动起来,收拾一下您的小药箱吧!

03 ▸ 家中应该常备哪些药物

电视上关于药物的广告有很多,随着时代的发展,人们的日常医学知识逐步加深,家中备药也成了常见的现象,那么我们应该在家中准备哪些药物呢?

首先,一年四季的换季或气温骤升骤降的时候,感冒咳嗽就容易找上我们,这种时候,基础的感冒药就成了必不可少的药物之一,在出现喉痛、咽痛等症状的时候,及时服用药物,及早控制。其次,民以食为天,腹胀、腹泻、便秘、不消化等情况有时难免发生,这种时候,某些胃药如吗丁啉、奥美拉唑、蒙脱石散、乳果糖这类药物也务必出现在常备药物清单中;当然,食物、接触物过敏也不少见,所以氯雷他定这种药物也请备好。最后,意外的磕碰、切伤在生活中偶有遇到,这种时候碘伏、纱布、创可贴等也少不了。

糖尿病、高血压、冠心病等存在基础疾病的患者,也请遵医嘱备好自己所需的常用药。

最后,在备好药物的同时,定期检查药物的有效期,若出现不适,还是建议及时就医,不要因为自己没什么症状就忌讳去医院就诊,也不要将头孢等抗生素当作万能药物,长此以往,会对我们的身体造成不可逆性的损伤。为了身体健康,请备好常用药,同时必要时至医院就诊明确用药与治疗方案。

04 ▸ 可以用茶、饮料、牛奶、咖啡送服药物吗

我们都知道,很多药物不能和酒一起服用,比如头孢类药物。同时,有些药物很苦,那可以用茶、饮料、牛奶或咖啡送服药物吗?大概很多人都知道这个问题的答案是否定的,那么,各位知道具体原因是什么吗?

说到茶,年长的人大多喜欢喝茶。茶叶属于碱性食物,里面含有咖啡因及茶多酚,会和药物发生反应,影响药物的吸收。茶水还可以刺激胃黏膜,导致消化不良,从而也就会影响药物的吸收。最后,充足的睡眠也一定程度上促进疾病的康复,茶叶的提神作用也不适合在服药期间饮用。

而年轻人爱喝的饮料中所含有的一些成分,会跟药物表面的保护层发生一些化学反应。可能会引起药物的有效成分过早暴露,或者被胃酸破坏,会导致药物治疗的效果下降。我们有时推荐睡前喝一杯温牛奶,的确有助于睡眠,但是喝药的时候不建议喝牛奶,会导致药物的吸收不良情况;咖啡和茶叶同理,也会造成不良的结果。

那我们用什么送服药物是最好的呢?根据药物的不同,推荐使用温水送服,以保证药物的药效。同时,服药期间禁忌辛辣刺激的食物、过甜的食物,保证充足的休息,以此来保证疗效。

05 ▸ 哪些药服用后要少喝水

众所周知,按照《中国居民膳食营养素参考摄入量》推荐,每日推荐饮水量 1400～1600 mL,即 7～8 杯。尤其在生病的时候,大量饮用温水有助于疾病康复是我们长久以来的观念,当然,饮水促进新陈代谢,的确是在一定程度上有利于疾病的康复。那么是否每种药物在

服用后都要大量饮水呢？当然不是，甚至有些药物服用后还需要减少水的摄入，主要有以下几类药物。

第一类，保护胃黏膜及止泻的药物（硫糖铝、蒙脱石散等），这类药物像给食物套上一层保鲜膜一样，原理是在胃黏膜或溃疡面上形成一层保护膜，如果大量饮水，会消解此类药物保护胃黏膜的作用，所以服用这类药物期间尽量少喝水，控制水分摄入。

第二类，糖浆类药物，在喝完止咳糖浆后，总觉得口腔内存在残留，习惯性地喝几口水送服，想想看，喝止咳糖浆是为了要让它留在呼吸道黏膜表面形成一层保护性黏膜，阻断炎性物质对咽喉黏膜的刺激，此时喝水将其冲刷，不利于药物发挥药效，建议服用糖浆类药物过半小时后再饮水。

第三类，各类含服含漱类的药物，常见的如西瓜霜含片、硝酸甘油、西帕依固等药物，这类药物大多数需要在口中、舌下含服来达到药效，如果饮水会使药物无法保持在一定浓度，先别喝水，让药物的味道在口中多保留下吧。

虽然多喝热水这句话逐步成为当今社会各大场合的社交金句，对大多数疾病的康复，热水的确起到不小的帮助作用，但是，在上面这些情况，还是要少量饮水以保证治疗效果。

06 ▸ 同种药可以随意替换吗

"医生，我邻居也有高血压和糖尿病，他吃那个药控制得很好，我可以吃吗？"我相信在某些时候，您也会有诸如此类的疑问，那么在目前药物治疗效果欠佳的时候，我们是否可以根据网络推荐或者他人有效经验来自行改变我们的药物呢？

同种药物虽然功效上可以用来治疗同一种疾病，但是由于每种药物其本身特点和每个人的自身情况不同，在就诊时医生会综合评估治疗效果及依从性来为患者制订专属的治疗方案。同样的药可能在邻居身上起到很好的作用,但是在您身上不一定有效。

同时,自行调整同种药物的方案可能会导致一系列的不良反应,同种药物剂量的使用也有所不同,如多种他汀类药物的适宜剂量不同,所以,随意改变药物治疗方案会导致疾病不愈甚至出现更严重的不良反应。

那么,当患者自觉疾病治疗效果欠佳时,应及时至医院就诊调整治疗方案,每个个体都是独特的,医生会根据患者情况调整良好的治疗方案,患者不能自行随意调整用药。

07 ▸ 非处方药就是安全的吗

随着科技的发展,购物的方便程度逐步提升,现在不仅仅在药房能方便地购买到常用药物,甚至手机下单也很快就能购买到常见的非处方药。一般来说,非处方药是一些常见药物,主要包含一些治疗感冒咳嗽、消化不良、头痛等日常不适的药物,相对而言,非处方药较需要医生开处方的处方类药物更为安全。但是,是否所有非处方药都是安全的呢?常言道:"是药三分毒",所以,非处方药并不是完全安全的。

主要有以下几点:其一,不管多安全的药物,都或多或少存在一定的不良反应,所以在服用后可能会导致我们出现不适的情况,这点因人而异并且可能无法避免;其二,药物的服用量和次数不明确,在药店或其他平台购买的药物仅仅按照常规剂量推荐,大多数情况下对剂量存在一定的疑惑;其三,大多数百姓对疾病的认识有一定的局限性,比如感冒时自行购买感冒药,未能明确导致感冒发热的原因,自行服药后症状亦未见明显好转。又或是腹痛仅仅给予止痛药物,未明确腹痛的主要病因,导致病情进一步发展,拖延了最佳治疗时间甚至加重病情。

所以,非处方药虽然容易获得,但还是要注意用药安全,若无法判断目前身体情况,建议及时至医院就诊。

08 ▸ 哪些药物不能用于孕妇和哺乳期

健康可爱的宝宝会给每个家庭带来很多的快乐,所以,在孕育宝宝最重要的时期,孕妇应注意保持身体健康,但若真不慎患病,在妊娠期需要服用药物,以下几类药物需尽量避免:

第一类,激素类药物,这类药物可能会导致胎儿畸形,如雄激素、雌激素、孕激素、环磷酰胺等。

第二类,抗生素类药物,可能会导致胎儿发育异常,如四环素链霉素、庆大霉素、新霉素等。

第三类,镇静催眠的药物,如苯妥英钠、安定等药物,可能会导致胎儿官内窘迫。

第四类,抗凝血类药物,如肝素、阿司匹林,可导致胎儿头畸形,亦可诱发胎儿出血性疾病。

第五类,很多中成药可以通过胎盘影响胎儿的健康,所以也不建议妊娠期使用(具体请参考药物说明书或寻求医生帮助)。

为了您和宝宝的健康,请做好妊娠期保护,关注自身健康情况,若有不适,及时就诊,药物的使用也请谨慎。

09 ▸ 药物说明书上有很多不良反应,我还能用这个药吗

药物说明书上面的不良反应往往让我们感觉到害怕,"可能有头痛头晕、消化不良、恶心呕吐、皮疹"等各种各样的不良反应,这会让我们感到不安,那么诸多的不良反应,甚至可能超出了原有疾病,我们还可以用这个药吗?

首先,如之前所说的,是药三分毒,市面上大多数药物都存在一

些不良反应,这是在多年临床研究中所记录下来的,但并不代表说明书中所写的不良反应会发生在每个人身上,它的发生率可能为百分之一甚至是千分之一,所以,不必过于慌张,按时按量服药,尽早治愈疾病才是我们要重点关注的。

其次,药物的不良反应一般来说在用药后仅持续一段时间,比如皮疹,很快就会消退;说明书中提及的严重不良反应发生概率极小,因此,在关注用药反应的同时不必过于忧虑。

最后,若对药物说明书上的不良反应存在疑惑,或根据自身情况不知道是否可以使用该药物时,可咨询医生或药师明确可否用药;当服药后出现了不良反应,并且未能马上减轻或消退,请及时停药就医,寻求专业医生的帮助,判断不良反应是否与服药有关,再判断是否停药或换药。

10 ▸ 多药联合需谨慎

如今同时患有多种慢性病的老年人越来越多,一个人同时服用多种药物的情况也越来越普遍,这就增加了药物之间相互作用的机会。用药不对会导致严重的后果,那么平时服用药物应注意些什么呢?

以下几种情况要特别注意:①"含碘对比剂"+二甲双胍=肾毒性,根据肾功能情况,在接受含碘对比剂检查(比如血管造影检查)当天或 48 小时前应暂时停用二甲双胍;②氯吡格雷+瑞格列奈=低血糖风险增加,氯吡格雷的代谢产物能够显著抑制瑞格列奈代谢,导致瑞格列奈血药浓度升高数倍,显著增加严重低血糖风险,应该避免合用;③"普利"或"沙坦"类降压药+"保钾利尿剂"(如螺内酯)=高钾血症,两类药物都有升高血钾的作用,合用可能会造成高钾血症,严重时导致心搏骤停;④氯吡格雷+奥美拉唑或艾司奥美拉唑=药效减低,奥美拉唑和艾司奥美拉唑会影响氯吡格雷的活性过程,进而降低其抗血小板的作用,降低药效;⑤阿司匹林＋布洛芬＝减低药效、增加消化道出血风险,两药同属于非甾体类药物,合用会降低阿司匹林的心血管保护作用,增加消化道溃疡出血的风险。

另外,为了避免药物不良事件的发生,可以记录自己的用药情况,按时门诊随访,根据医生建议及时调整用药;也可让家属帮助提高服药依从性,切忌自作主张随意加药或减药。

11 ▸ "饭前""饭后"有诀窍,千万不可"瞎服药"

"医生,我这个药该饭前吃还是饭后吃啊?"您是不是也有类似的困扰呢? 药物的特性有所不同,为了更好地发挥药效或避免对胃的刺激,最佳服药时间往往有所区别。一般来说多数药需饭后服用,也有某些药物需饭前、饭中或睡前服用。在这我将常见药物的服用时段为您总结如下。

(1) 餐前(15～30分钟):①胃黏膜保护类药,如硫糖铝、枸橼酸铋钾,为了使药物充分附着在胃壁,形成一层保护膜,最好餐前服用;②促胃动力药,如吗丁啉、莫沙必利、伊托必利、胃复安等,有促进胃蠕动和食物向下排空,进而助消化的作用,因此餐前服用效果最佳;③奥美拉唑、艾普拉唑等拉唑类质子泵抑制剂药物,餐前服用可抑制基础胃酸分泌,建议餐前服用;④格列美脲、格列齐特、瑞格列奈等促进胰岛素分泌的降糖药,餐前半小时内服用利于降低餐后血糖,减少低血糖的风险。

(2) 餐中:①降糖药,二甲双胍降糖药在餐中或餐后服用,可减少胃肠道刺激和不良反应,阿卡波糖、米格列醇、伏格列波糖等降糖药随餐服用,可抑制糖的降解和吸收;②消化酶、胰酶片等助消化药,餐中或餐后服用有利于发挥酶的助消化作用。

(3) 餐后:阿司匹林、布洛芬、吲哚美辛等非甾体抗炎药,餐后服用可减少对胃肠道的刺激。

（4）睡前（15～30分钟）：①辛伐他汀、普伐他汀等宜在睡前服用，肝脏合成胆固醇的高峰在夜间，睡前服药可让药效在夜间达到高峰，从而达到更好的降胆固醇作用；②钙剂，睡前服用可减少食物对钙吸收的影响；③法莫替丁、雷尼替丁等，睡前服用可抑制夜间基础胃酸分泌。

在此仅列举了某些常见药物的常见服用时间和方法，具体情况还需遵医嘱或药物说明服用。

12 ▸ 药物服用注意事项

常有患者因服药困难等把药片"掰开"吃，是不是所有药都能"掰"开吃呢？"掰"开吃会不会影响药效？

常见的口服药物有片剂、胶囊等剂型，片剂又包括平片、缓释片、控释片等。缓释片、控释片，顾名思义，"缓慢释放，控制释放"，该类药物是通过特殊的技术让药物缓慢匀速释放药效，以保证 24 小时的平稳药效，这类药物一般是不可以"掰开"服用的。如果"掰开"吃，会破坏药物结构，药物的释放就会变得不平稳，药物在体内的浓度也会忽高忽低，甚至有药物中毒风险。还有一种肠溶片或肠溶胶囊，即"在肠道溶解"，药物外壳上有一种特殊的结构，让药物在肠道这样的碱性环境"定点"释放药效，如果"掰开"吃可能会提前被胃酸破坏药物结构，不能实现"定点作用"的效果。因此，药物是否可掰开吃应注意分辨。

13 ▸ 盲目"钟爱"抗生素，您确定"对症"吗

"医生，给我用好点儿的抗生素吧"，您是否也对医生说过同样的话呢？所谓"好点儿的"抗生素，对您来说"对症"吗？

抗生素按其抗菌范围分为广谱和窄谱两种，广谱抗生素指对多

种病原微生物有效的抗生素,窄谱抗生素指仅对一种细菌或局限于某类细菌有抗菌作用的药物,抗生素的抗菌谱是临床选药的基础。人们误认为广谱抗生素就是"好"的抗生素,然而滥用广谱抗生素会造成多重耐药菌的出现,产生社会公共卫生问题。其实不同个体不同情况下感染的细菌不一样,自然对药物的敏感性也不同,只有选择有针对性的抗生素,效果才更好。所以,对症的才是最好的,不能盲目使用特殊级别的抗生素。

14 ▶ "单抗"和"双抗"是什么

"医生,我有心脑血管疾病,常听说要用'单抗'或者'双抗'治疗,这到底是怎么回事呢?"您是否也有同样的困惑? 让我们来看看"单抗"和"双抗"的真面目吧!

"双抗",顾名思义,双联抗血小板治疗,两种不同作用机制的抗血小板药物一起服用,来抑制血液中血小板的聚集,从而达到预防血栓的目的。而阿司匹林就是常用的抗血小板药物之一,也就是我们常说的"单抗"治疗。单抗+氯吡格雷或单抗+替格瑞洛=双抗。

心脑血管疾病(如心肌梗死和脑梗死)患者常常需要单抗或双抗治疗。

(1)急性心肌梗死的主要原因是冠状动脉斑块破裂或侵蚀诱发血栓性阻塞,因此抗栓治疗对心肌梗死患者至关重要。无禁忌证的急性心肌梗死患者均应长期服用阿司匹林。阿司匹林联合氯吡格雷或替格瑞洛的双抗治疗是抗栓治疗的重要基础,而双抗的使用持续时间取决于患者存在的出血和缺血风险,具体用药还应去医院就诊。

(2)脑梗死:缺血性脑卒中患者机械取栓术后应常规给予抗血小板药物治疗,若支架植入术后,建议进行双抗联合治疗,具体服药剂量和时间需要及时去医院就诊。

那服用单抗和双抗药物常见不良反应有哪些呢？主要有胃肠道不适、消化道出血等。服药期间应密切观察出血风险，做好自我监测，如有牙龈出血、鼻出血、尿液颜色发红、黑便、不明原因皮肤瘀斑等情况，要及时就诊。要根据医生的建议调药或停药，盲目自行停药也会有再次发生梗死的风险，所以，切记不可大意。

15 ▶ "他汀"类药物的使用

血脂异常通常指的是血浆中总胆固醇和（或）三酰甘油升高，通常又称"高脂蛋白血症"，简称高脂血症。事实上，高脂血症也包括低密度脂蛋白升高、高密度脂蛋白降低等在内的各种血脂异常。血脂异常是心脑血管疾病发病的危险因素，因此，调脂药物在心脑血管疾病的预防中发挥着重要作用，积极治疗血脂异常不容小觑。

他汀类药物是常用的调节血脂药物之一。常用的他汀类药物包括阿托伐他汀、瑞舒伐他汀、普伐他汀、辛伐他汀等。当存在以下情况时，常常需要口服他汀类药物，如：①血脂异常，包括高胆固醇血症和混合型高脂血症等，病情较严重者可与其他调脂药合用；②心脑血管急性事件预防，他汀类药物能增加粥样斑块的稳定性或使斑块缩小，因而能减少缺血性脑卒中、心绞痛发作、心肌梗死的发生。

但长期口服该类药物者需注意以下几个事项：①一般晚间顿服，即睡前半小时一次口服当天剂量，阿托伐他汀、瑞舒伐他汀的半衰期较长，可每天任意固定时间服用；②一般启用调脂药物治疗或调整剂量后的4～12周要评估用药反应和血脂水平，根据情况调整下一步治疗方案，之后可每3～12个月评估一次；③用药后若出现皮肤黄染、疲乏、无力、肌痛、肌无力等情况时，要及时就诊，监测评估有无肝功能异常或横纹肌溶解等情况，并根据医生建议减量或停药。

16 ▸ 安眠药是把双刃剑

如今越来越多的人受到失眠的困扰,常服用安眠药来助眠,配药时总想让医生多开一些,以免反复配药麻烦。那为什么医生告诉您这类药物不能多开呢?

临床常用的安眠药,如艾司唑仑(又名舒乐安定)、阿普唑仑、氯硝西泮等中效苯二氮䓬类镇静催眠药,为第二类精神药品,属国家管控药物,其开具需遵循有关法律规定,有精麻药处方权限的医生才可开具,且一次开具不可超量(一般每张处方不得超过7日常用量)。苯二氮䓬类药物虽然在临床应用广泛,但仍有发生不良反应的可能,最常见的不良反应是嗜睡、头晕、乏力和记忆力下降等,并且长期使用可产生耐受性,久服可发生依赖性和成瘾,停用后可出现失眠、焦虑、兴奋、心动过速、呕吐等反跳现象和戒断症状。佐匹克隆、唑吡坦等新型非苯二氮䓬类镇静催眠药也同属第二类精神药品,具有耐受性、药物依赖性轻微、不良反应较少、安全范围较大等特点,但与其他中枢抑制药(如乙醇)合用仍可引起严重的呼吸抑制。因此,要正确对待安眠药,既不要因其不良反应而敬而远之,也不可因其助眠疗效而盲目推崇。必要时可遵医嘱适量服用,服药期间也要注意消除不良的睡眠习惯,积极配合非药物疗法如心理治疗、体育锻炼等,重建正常的睡眠规律。

另外,吗啡、可待因、哌替啶等麻醉性镇痛药(又称阿片类镇痛药)因易成瘾、易导致药物滥用等原因,绝大多数都被归入管控药品之列,同属"精麻药",管控更加严格,这类药物的销售和使用同样须严格遵守我国的有关法规。

(金花　张敏　计佩影　张渝喆)

二十、护航生命，急救在身边

01 ▸ 如何呼叫"120"

突发疾病紧急情况,应及时拨打 120,请记住哪怕电话欠费停机或没有 SIM 卡也是可以拨打 120 的。拨打 120 时,不要急着挂电话,一定要回答完所有问题再挂。拨打时应提供以下信息:

(1) 提供详细的地址:我在××区××路××弄××号××室,如果说不清楚具体地址,可以说说周围的学校、银行、商场等标志性场所。

(2) 简单描述患者情况:患者女/男、大概多少岁、出现什么突发状况、哪里不能动、哪里出血等,以便急救人员对患者有初步的了解并做好急救准备。

(3) 留下联系电话:一定要留下你的联系电话。

另外,如果不再需要救护车,要尽快通知 120 急救中心,以免造成资源浪费。

在等待救护车的过程中,可以做以下准备:

(1) 派人到路口或地标处等待救护车准备带路。

(2) 清理可能阻碍救护车及救护设备的物品。

(3) 准备好患者的必要证件(医保卡、身份证、病历本)、衣服、现金或银行卡。若患者为中毒,可以把可能的食品、药瓶或容器(瓶子、杯子、袋子等)带上。

(4) 若具备急救能力,可初步判断,现场施救,但要注意避免错误操作造成二次伤害。

02 ▸ 有人休克怎么办

当你身边的人突然出现精神紧张、兴奋、烦躁不安、面色和皮肤苍白、肢体湿冷、心跳加快、呼吸加快、尿量减少,紧急测血压,同时迅速拨打 120,若患者的收缩压(上压)<90 mmHg 和(或)脉压(上压－下压)<30 mmHg,患者可能发生休克,此时为休克代偿期;若患者出现意识淡漠、反应迟钝,甚至出现意识模糊或昏迷、出冷汗、口唇发绀、脉细速、血压进行性下降,严重时出现皮肤黏膜发紫、四肢厥冷、脉搏摸不清、血压测不出、尿少甚至无尿,此为休克抑制期,应即刻让患者卧床,头和躯干抬高 20°～30°,下肢抬高 15°～20°,以增加回心血量。头偏向一侧,开窗通风。如有家用氧气,可及时吸氧。若患者四肢发冷,可以用温热毛巾进行热敷保温。

03 ▸ 心搏骤停?快做心肺复苏

当发现有人出现意识丧失、呼吸、脉搏消失即为心搏骤停,应尽快进行心肺复苏。先确认现场环境安全,呼叫旁边人迅速拨打 120,取自动体外除颤器(automated external defibrillator,AED)。让患者平卧,躺于平坦地板或木板床上,解开患者衣领,暴露胸部,双手按压双乳头连线的中点(胸骨中下 1/3 处),双手臂伸直,平行叠加放置,双肘关节伸直,掌根向下进行按压,迅速放松,按压期间掌根不离开胸壁,按压频率 100～120 次/分(即每秒约 2 次),按压深度 5～6 cm,每次按压后保证胸廓完全回弹,连续按压 30 次(图 8)。

再将患者头偏向一侧,清除口鼻分泌物,头复位,仰头抬颏(下巴),将头部充分后仰,将一块纱布盖住患者嘴巴,深吸一口气,捏住患者鼻子,用嘴将患者嘴巴完全包住进行口对口人工呼吸 2 次,同时

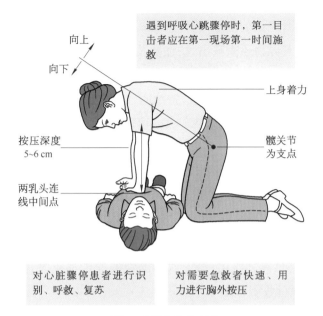

向上

向下

遇到呼吸心跳骤停时，第一目击者应在第一现场第一时间施救

上身着力

按压深度
5~6 cm

髋关节
为支点

两乳头连
线中间点

对心脏骤停患者进行识别、呼救、复苏

对需要急救者快速、用力进行胸外按压

图 8　心肺复苏示意图

用余光观察，确保胸廓隆起。再次胸外按压 30 次、人工呼吸 2 次重复进行 5 组，判断患者是否复苏成功（意识、呼吸、心跳等恢复）。如此往复，直到 120 救护车来救援。若 AED 到来，即可按照说明连接 AED，根据提示进行操作。

04 ▸ 窒息怎么办？手把手教你海姆立克急救法

如果发现有人窒息，及时呼叫患者，若有回应，表示气道尚未完全阻塞，最好可以通过刺激咳嗽将异物咳出，如果不能，并且出现无法出声、嘴唇发紫，需要马上施行海姆立克急救法，通知其他人帮忙叫 120。

（1）1 岁以下的做法：家长取坐位，将婴儿翻转，面部朝下，骑跨于家长的一只前臂上，家长的前臂靠在膝盖或大腿上，婴儿头略低于身体,同时该手握住婴儿下巴用以支撑头部。另一只手的掌根拍击婴幼儿两肩胛骨之间的背部,进行连续 5 次有力拍击,其间密切关注婴儿防坠落。若异物还未咳出,扶住婴儿后颈,翻转,婴儿躺在大人的胳膊或大腿上,保持头低脚高位。另一只手示指和中指并拢放在两乳头连线中心下一横指的位置,快速向口唇方向重击压迫,进行连续 5 次有力的胸部冲击,以每秒 1 次的速度进行。如此反复直至异物咳出。

(2) 1 岁以上的做法:家长站在孩子或大人身后(或者根据孩子身高可选择跪在身后或让孩子坐在腿上),孩子的身体可稍微前倾一些,从背后环抱孩子腹部,其中一手握拳,另一只手握住握拳的手,掌心向内按压于孩子的肚脐和两肋骨连线中心之间的部位,反复用力冲击按压,直至异物咳出(每一次新的快的冲击都应该有清晰的动作,以便于解除梗阻)(图 9)。

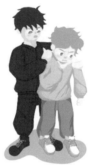 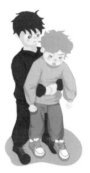

1. 站在患者背后　2. 用两手臂环绕患者的腰部,一手握拳抵住肋骨下缘与肚脐之间,另一手抓住拳头　3. 快速向里向上挤压,形成一股冲击性气流,将堵住气管、喉部的食物硬块等冲出;重复以上手法直到异物排除

图 9　海姆立克急救法(1 岁以上人群)

如果为家中长期卧床老人痰液窒息,可迅速将其口鼻分泌物用小毛巾缠裹清除;若患者不省人事,压额抬颏(一手压额头,一手抬下

巴),舌头前拉,防止气道阻塞,同时嘱旁边人拨打120,然后将患者翻身侧躺,用空心掌自下而上震动拍背,刺激患者咳嗽,直至将痰液咳出,待120来携患者至医院进一步诊治。

05 ▸ 中暑了怎么办

高温环境下如果有人出现昏迷、呼吸困难等不适症状,应立即脱离高温环境,置阴凉处休息,如有空调间,将空调调至20~25℃,同时拨打120,并予物理降温(头部置冰帽、大血管处置冰袋、冷水擦身、酒精擦浴等)。待症状缓解、意识清楚,可补充含盐的清凉的饮料,待120到来送至医院进一步就诊。

06 ▸ 发现有人溺水怎么办

发现有人溺水,先呼叫帮助,请旁边人拨打120,救出溺水者后,迅速检查呼吸,如果患者没有呼吸,打开气道(将患者头充分后仰),迅速清除口鼻腔中污水、污物、分泌物及其他异物,拍打背部促使气道异物排出,保持呼吸通畅。如有气道异物堵塞,可用海姆立克急救法排出异物,即刻给予2次人工呼吸,使胸廓隆起,必要时可用口对鼻代替口对口通气。然后将患者腹部置于抢救者屈膝的大腿上头部向下,按压背部迫使呼吸道和胃内的水倒出。也可将淹溺者面部朝下扛在施救者肩上,上下抖动而排水。若溺水者无反应,无脉搏,将溺水者置于平地,搬运过程注意保护头颈部,冷水淹溺者更要注意保温,进行不间断心肺复苏。如果有AED,尽早启用AED。如果呼吸不正常,有脉搏,只进行人工呼吸,每2分钟检查一次呼吸,直至120来救援。

07 ▸ 热水烫伤怎么办

热水烫伤后应即刻用凉水冲洗或冷水浸泡受伤处半小时,降低烫伤皮肤温度,减少烫伤处的进一步损伤,冷水冲洗时尽量注意方向,避免伤口破损,不要在创面上涂抹烫伤膏、牙膏等,冲洗完后将皮肤用干净的纱布包好,外敷冰块、冰棍,甚至冷冻的食品,如采取的冷疗措施得当,可显著减轻局部渗出、挽救未完全毁损的组织细胞,然后迅速至医院急诊就诊。

08 ▸ 有人电击伤,救他也要自保

首先要用最安全的方法切断电源,方法包括:①打开保险盒,关闭总电闸,最好有人看守,以防慌乱中有人重新合上电闸,导致他人触电。②若在户外,可用木棒或竹竿挑开电源线,并将挑开的电源线放好,以免再有人触电。或用干燥的带木柄的刀、斧在 20 米开外处斩断电线。③若上述均行不通,可用木棒或者干绳子或者干衣服拧成的带子将触电者拉出。如果要进出高压电的危险地带,一定要保持单脚着地的跨跳步进出,绝对不容许双脚着地,以免形成跨步电压对施救者造成触电。或脚下垫放干燥的木板、厚塑料板等,使自己与大地绝缘。之后迅速拨打 120,若患者呼吸、心跳停止,应不间断对患者进行心肺复苏直至 120 救援到来。

09 ▸ 出现骨折这样做

如发现有人因肢体受伤无法动弹,首先确保周边环境安全,使患者呼吸道通畅,拨打 120,尽量将患肢进行保温,尽可能减少搬动,如果有开放性伤口(有伤口出血不止),可用干净的纱布或毛巾加压包

扎伤口处按压止血,如果不能止血,可用布条扎紧患肢的近心端,以减少出血。创口用纱布或者干净的布包扎以防再次污染。若骨折端已戳出伤口,并已污染,且压迫重要血管、神经,不要将其复位,以免将污染物带回伤口深处,需等待救护车来救援。

10 ▸ 煤气中毒怎么办

因为煤气(一氧化碳)比较轻,如果发现有人煤气中毒,救护者应俯伏进入室内,打开门窗,立刻关闭煤气阀,尽快将患者转移至空气清新处,避免煤气继续吸入,松解衣领、腰带,保持呼吸道通畅。将昏迷者摆成侧卧位,避免呕吐物误吸。拨打120,若出现心搏骤停,立刻施行心肺复苏,直至救护车到来。

11 ▸ 被狗咬伤不可大意

若被狗咬伤,伤口大出血,可用干净的纱布或毛巾加压包扎止血,及时就医;若伤口不大,使用肥皂水和流动的清水交替冲洗伤口,要保证至少冲洗 15 分钟至半小时,将伤口处的狗涎、污血等冲洗干净,必要时挤出局部污血。冲洗完伤口以后,使用碘伏或酒精涂擦伤口,之后及时将患者转运到医院,进行进一步处理。一定要记得注射狂犬病疫苗和破伤风抗毒素注射液。

12 ▸ 切到手怎么办

如果皮肤不小心受伤,首先查看伤口情况,如果只是破皮,少量渗血,可以使用家里自备的碘伏棉棒进行皮肤简单消毒,从伤口中心向周边消毒,然后用干净的干纸巾或纱布包扎压迫止血,保持伤口干净清洁。

如果伤口很深,出血较多,用干净的干纸巾或纱布包住压迫止血,迅速就近至医院进行清创缝合术,24小时内还需要注射破伤风抗毒素注射液。

如果手指断裂,将断指用干洁的敷料包裹好,放入干净的塑料袋中密封,再放入加盖的容器中,外周放入冰块保护。切忌将离断指浸入溶液中。用干净的纱布或纸巾加压包扎伤口,立刻赶往就近的医院急诊外科就诊。

13 ▸ 鼻出血,头仰高可以吗

碰到鼻出血有人习惯将头仰高,这是不对的。①其实少量的鼻出血可以按压前鼻孔几分钟,或者拿干净的药棉蘸云南白药堵在鼻腔里面按压几分钟。如果出血不止,一定要及时到医院让医生来填塞压迫止血。②如果经常出现鼻出血又无明确的原因,建议就诊查明病因。③家中如果有患者吃阿司匹林、氯吡格雷等抗血小板聚集的药物,或者有些患者吃华法林、达比加群、利伐沙班等抗凝药物也容易发生鼻出血,如果出血量多要及时就医,询问医生是否需要调整用药。

14 ▸ 胸痛不要乱吃药

如果家人突然出现胸痛症状,保持镇定,稳住患者情绪,先让患者平躺休息,同时拨打120急救电话,若家中有血压计可给患者测量血压,若血压正常或者偏高,可让其舌下含服速效救心丸或硝酸甘油片,保持电话通畅,打开房门,若患者突然出现心搏骤停,立即实施心肺复苏,直至120救援,听从医务人员安排,别错过最佳抢救时间。

15 ▸ 突发癫痫或抽搐怎么办

发现有人突发癫痫,俗称"羊癫疯"或"羊角风",注意以下几点:①不要强行往患者嘴里塞东西。患者在大发作期间牙关紧闭,极难撬开,一般根本塞不进东西,且易损伤牙齿,就算能塞入东西,患者一旦将其咬断,异物落入咽部、气道也有窒息的危险。即使咬破舌头边缘或口腔黏膜,出血量不多,并无大碍。②不要试图用蛮力按住患者,患者抽搐的力量很大,用力按住患者,可能会使患者肌肉拉伤,甚至骨折。③在患者尚未清醒前,不要试图喂水、药或其他食物,以免患者被呛到或窒息。④掐人中、虎口等穴位并不能缓解痉挛,因而不建议做。

正确的做法是:先让患者侧躺在床上,保持环境安静,避免强光刺激,解开衣扣,去除义齿,清除口腔分泌物,保持呼吸道通畅,拿走患者身边的尖锐东西,免得误伤。有意识障碍者,将身体或头转向一侧,以利口腔分泌物流出。守在患者身边,以防危险发生,同时迅速拨打120,记录发病时间及抽搐方式,待救护车到达后告知医生。

16 ▸ 偏瘫、麻木、言语不清,可能是脑卒中惹的祸

如果家人在家中出现了一侧面部下垂或麻木,一侧手臂乏力或麻木,突发言语不清或无法讲话或理解困难,或者突然头晕、行走困难或失去平衡与协调能力、单眼或双眼突然看不清、突然剧烈呕吐且原因不明、突然意识混乱等,很有可能是发生了脑卒中,即使症状消失,也需要尽快拨打120至急诊就医,如果患者失去反应,并且呼吸不正常或有濒死叹息样呼吸,则立刻进行心肺复苏,直至救护车到来,听从医务人员安排,进行下一步治疗方案。

17 ▸ 低血糖时吃巧克力最好吗

如果患者出现心慌、手抖、出汗、疲乏、无力、饥饿感越来越重,最好可以测一下指末血糖,立即冲泡一杯白糖水或红糖水给患者喝,或者可以喝一些含糖饮料,比如雪碧、可乐、橙汁等,实在没有就吃糖果、饼干、面包、馒头之类的点心。巧克力虽然是甜食,但其含糖量不高,而是高脂肪、高热量,不建议作为首选。而如果明确是药物导致的低血糖,应立刻停止用药。若出现意识不清,应及时就医,不要喂食,以免呼吸道窒息。

18 ▸ 拉肚子怎么办

拉肚子学名叫腹泻,腹泻可分为感染性腹泻和非感染性腹泻,首先要判断一下腹泻类型。如果每天不超过 4 次,没有发热现象,那么非感染性腹泻可能性大,否则感染性腹泻可能性大。

非感染性腹泻可在家中自行处理,比如可以禁食 3～4 小时,同时可饮用一些白开水,如果觉得乏力,可以加一些糖、盐泡开后饮用,不要喝冷水。另外,可以用热水袋对腹部进行热敷,但要注意控制温度,谨防烫伤皮肤。若症状不缓解,可口服止泻剂,比如黄连素、蒙脱石散,若症状持续不缓解,则请就医。

感染性腹泻症状往往比较严重,建议积极就诊,以防电解质紊乱甚至危及生命。留大便时选取大便异常处留取标本,若无明显异常处,可取不同部位的 3 处,用干净的保鲜袋装好,1 小时内送至医院。

19 ▸ 鱼刺卡喉怎么办

如果出现鱼刺卡喉,应该根据鱼刺卡喉的严重程度采取不同的处理方法。如果鱼刺卡喉的位置不深,可用勺子按压舌头,看到鱼刺,用筷子、镊子把鱼刺取出。如果鱼刺卡得比较深,建议及时就近去医院寻求专业帮助,医生可通过喉镜取出鱼刺。注意:喝醋是不对的,反而可能对消化道造成不必要的刺激,也不可通过吞咽白饭等食物的方法,以防鱼刺卡得更深,刺破血管或者扎破肠道。

20 ▸ 发热的居家处理你会吗

通常情况下出现发热,如果测体温<38.5 ℃,可以通过多喝温水、温水擦身、凉毛巾置于额头处、毛巾包裹冰块夹于腋下或腹股沟处降温,不建议用被子捂汗。另外,可根据相应的症状吃一些家中自备药物,如果出现咳嗽、流涕、打喷嚏,可考虑口服感冒药;如果出现腹泻,可口服黄连素或者蒙脱石散对症处理,其间饮食要清淡。如果温度≥38.5 ℃,建议先明确发热的原因,必要时可口服退热药,如布洛芬、对乙酰氨基酚等。若出现不明原因发热或上述症状持续不缓解,建议及时就医,寻找病因,对症下药,不要盲目自行服用退热药,以免掩盖病情。

(刘亚林)

二十一、科学饮食，"吃"出健康

01 ▸ 八大准则教你如何吃得健康

俗话说："民以食为天"，吃是人们日常生活不可缺少的事情，科学的饮食可以保持人们健康状态。请记住以下几条准则。

（1）准则一：食物多样，合理搭配。坚持以谷类为基础的平衡膳食方式，确保每天 200～300 g 谷类食物的摄入。日常饮食中应包括谷薯类、蔬菜水果、畜禽鱼蛋奶和豆类食物，特别是全谷物和大豆制品的适量摄入。平均每天摄入 12 种以上、每周摄入 25 种以上合理搭配的不同种类食物。

（2）准则二：吃动平衡，健康体重。食不过量，坚持每日进行身体活动，减少久坐时间，维持健康体重。每周至少进行 5 天，每天半小时以上的中等强度身体活动。每天最好进行 6000 步的身体活动。适当进行高强度有氧运动，每周可增加 2～3 次的有强度的运动。

（3）准则三：多吃蔬果、豆奶全谷。保证每天摄入不少于 300 g 的新鲜蔬菜，深色蔬菜应占一半。确保每天摄取 250 g 左右的新鲜水果，不能以果汁取代。每天摄入相当于 300 mL 以上液态奶的各种奶制品。常食全谷物和大豆制品，适当食用坚果。

（4）准则四：适量吃鱼、禽、蛋、瘦肉。鱼、禽、蛋类和瘦肉平均每天摄入 120～200 g。最好每周吃 2 次水产品，每天吃一个全鸡蛋。少吃肥肉、烟熏和腌制肉等深加工肉制品。

（5）准则五：少盐少油，控糖限酒。《指南》将每日盐的摄入量调整为不超过 5 g(约为一啤酒瓶盖),强调培养清淡饮食习惯,少吃高盐和油炸食品。控制糖的摄入,每天不超过 50 g,最好控制在 25 g 以下。儿童、青少年、孕妇、乳母及慢性病患者不应饮酒。成年人一天饮用的酒精量应不超过 15 g。

(6) 准则六:规律进餐,足量饮水。合理安排一日三餐,每天规律吃早餐,保证少量多次的饮水,建议成年男性每天喝水 1 700 mL,成年女性每天喝水 1 500 mL,相当于 3 瓶矿泉水瓶的量。推荐饮用白水或茶水,少喝或不喝含糖饮料。

(7) 准则七:会烹会选,会看标签。在生命的各个阶段都做好健康膳食规划,增加膳食知识,认识并烹饪新鲜的、营养素密度高的食物,食物备制时生熟分开。会阅读食品标签,合理选择预包装食品。

(8) 准则八:公筷分餐,杜绝浪费。饮食应讲究卫生,集体用餐时采用分餐公筷的形式,可有效防止幽门螺杆菌感染和经消化道传播的疾病。选择新鲜卫生的食物,不食用野味。珍惜食物,按需备餐,做可持续食物系统发展的践行者。

02 ▸ 高血压患者,这样吃更安全

高血压患者的饮食强调要增加蔬菜、水果、低脂(或脱脂)奶和全谷类食物,而减少红肉、油脂、精制糖和含糖饮料等食品。美国针对高血压患者推荐一款很流行的饮食模式叫 DASH 饮食模式。该饮食方法提供了丰富的钾、镁、钙等矿物质及膳食纤维,增加了优质蛋白质及不饱和脂肪酸的摄入,减少了饱和脂肪酸及胆固醇的摄入。DASH 饮食模式可以达到控制血压的效果,对糖尿病、心血管疾病有益处,对肥胖人群亦有明显的减重效果。该饮食模式的饱腹感很强,不会令人感到饥饿,易于长期坚持。

以成年男性每日摄入热量 2 000 千卡为例,每天的食谱搭配,详见图 10。

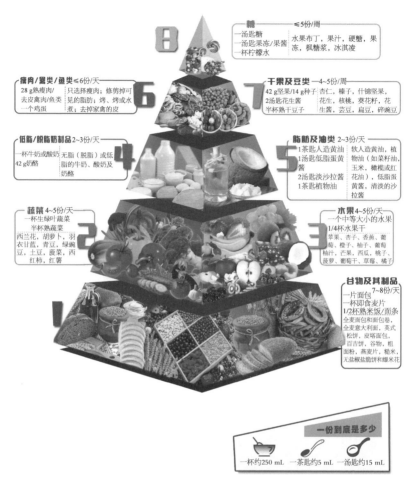

图 10　DASH 饮食食谱图

03 ▸ 得了糖尿病，水果还能吃吗

许多糖尿病患者可谓闻甜色变，甚至连水果都不敢吃，这样其实又走进了误区。水果含有丰富的膳食纤维和维生素等，只需学会几个小窍门，既可以享受美味香甜的水果，又不会影响血糖的控制。

（1）血糖平稳是吃水果的前提。糖尿病患者可以自备血糖监测仪进行监测血糖。血糖平稳则可以适当吃一些水果，若血糖波动较大，应该寻求医生的意见，采取饮食运动的干预或调整药物治疗方案，待血糖控制良好后再吃水果。

（2）选好水果很重要。选择血糖生成指数（GI）低的水果，控制血糖波动，不要把甜度当糖分，吃的时候要适量。常见的低 GI 水果有：桃、梨子、苹果、樱桃、柚子等。而一些高 GI 水果比如西瓜、枣，应该尽量避免食用。

（3）选对时间也很重要。饭后吃水果会让餐后血糖升高，不利于血糖的控制。所以吃水果的时间最好选在两餐间（比如上午 10 点、下午 4 点左右）或睡前 2 小时，当作加餐来食用，还能够预防低血糖的风险。

此外，糖尿病患者还要注意到，每个人消化吸收能力不同，水果的血糖效应也存在个体差异，应关注空腹和餐后的血糖情况，并定期复查糖化血红蛋白。

04 ▸ 痛风患者不吃海鲜就可以了吗

人们通常认为吃了富含嘌呤的海鲜会使血尿酸超过正常水平而诱发痛风。事实上，血尿酸只有少量来自食源性的嘌呤分解，大多来自自身细胞中的嘌呤天然分解，通俗地讲，就是嘌呤的代谢出了问题。它的发生与很多因素有关，单纯靠不吃海鲜是达不到控制血尿酸水平和预防痛风发作的目的的。

那么，痛风患者究竟应该怎么做呢？

（1）少吃高嘌呤食物。常见的如海鲜、动物内脏、浓肉汤和酒（特别是啤酒）等均为嘌呤含量丰富的食物，有尿酸高的困扰时少吃，可以多吃一些新鲜的蔬菜瓜果、蛋奶制品等，都是低嘌呤的优质选择。

（2）多喝水。想要缓解痛风应该获取充足量的水分，通过每天少量多次的饮水方式来加强代谢。一般成人每天饮水量应在 2 000 mL 以上，产生足够的尿液，使身体多余的尿酸随着尿液排泄出体外。但不推荐用含糖饮料代替水，果葡萄糖浆或玉米糖浆这些单糖会影响嘌呤代谢和尿酸的排泄，导致尿酸水平升高。

（3）科学减肥与锻炼。超重意味着肾脏在清除尿酸方面效率会下降，所以循序渐进的减肥结合运动，可以促进身体热量消耗，提高基础代谢率，从而改善尿酸代谢。推荐体重控制在 BMI（＝体重/身高^2）18.5～23.9 kg/m^2，对于痛风患者无疑是非常重要的一项自我管理。

（4）合理使用药物。为了使痛风能够更快地好转，就必须积极地配合治疗，并在医生的指导下吃药，才能在尿酸顺利排泄后，指标保持稳定。

05 ▸ 血透患者饮食要"精准"

血液透析是在肾脏衰竭后代替肾脏清除体内多余水分、毒素的治疗手段。科学合理的饮食能够提高患者的生活质量。透析患者在饮食方面的限制和要求需要精准，应该注意以下饮食要点。

（1）优质蛋白质饮食。透析患者应适当增加优质蛋白质的摄入，即动物蛋白质（鸡蛋、瘦肉、蹄筋、海参、牛奶等），每日摄入量为 1.0～1.2 g/kg 的蛋白质。黄豆、花生含必需氨基酸少，不宜多吃。对于营养不良的患者（消瘦、血清白蛋白低于 38 g/L）也应该适当增加蛋白质摄入量并同时补充 α－酮酸（开同）。

（2）控制水分摄入。透析间期摄入过多的水分会引起水中毒、水肿、高血压和心力衰竭等并发症，因此要控制水分的摄取，液体摄入量一般为前一日尿量加 500 mL。透析患者在两次透析之间体重增加不超过 5%。为减轻口渴感，避免饮浓茶、浓咖啡。

（3）限制钠盐的摄入。透析患者每日钠摄入量 2～3 g，严重高血压、水肿的透析患者钠摄入限制在 2 g 以内。每日的食盐摄入是否超标,应将当日所食的所有盐都得加上。多吃新鲜食物,少吃加工食物;如果放了酱油、生抽等调味品,盐就要少放;拒绝所有腌制食品、酱菜和含盐的小吃,当心日常的"隐性盐",注意食物标签上的含钠量;慎食罐头食品;避免食用低钠盐。

(4) 限制钾盐的摄入。高钾血症是血液透析患者常见的并发症。高血钾可出现反应淡漠、心搏骤停,甚至直接危及生命。透析患者每日摄入量在 $2 \sim 2.5\,g$ 为宜,避免食用高钾食物,如橘类、葡萄、香蕉、榨菜、花生、胡桃、可可饮料、香菇等。为减少食物中钾含量,可将绿叶蔬菜和根茎类蔬菜浸泡半小时以上后再烹饪。

(5) 维持钙磷平衡。磷过高可引起甲状旁腺功能亢进和代谢性骨病等危险。食物是体内磷的主要来源,透析患者需要限制高磷食物的摄入。一天摄入磷总量控制在 $800 \sim 900\,mg$。蛋黄、动物内脏,奶粉、骨髓、坚果、花生等含磷较多,应避免多食。降磷药物需与食物同服才有降低磷的作用。

(6) 保持维生素的摄入。透析患者可发生多种维生素的缺乏,特别是水溶性维生素(B 族维生素和维生素 C)。适量食用新鲜蔬菜、水果或遵医嘱口服维生素制剂。

06 ▸ "月子期"不要盲目"忌口"

我国民间素有"坐月子"的传统,相信"月子"坐好对于妇女产后恢复及身体健康都大有裨益。反之,遗留下来的"月子病"会不断损伤产妇身体。那么,在"月子"期间,哪些是可以吃的,哪些是不可以吃的呢?

(1) 产后初期饮食要清淡。自然分娩的产妇因胃肠功能较差,第一餐可以半流食,之后可进食一些粥、馄饨、面包等易消化的食物。有会阴侧切的产妇,应注意无渣或少渣饮食,以防成型的大便导致伤口裂开。

（2）食物多样，营养均衡。每天的膳食应包括粮谷、鱼禽蛋类、蔬菜和水果类、豆类及其制品、奶及其制品等，保证营养均衡。不要盲目忌口，否则容易导致产妇某些营养素缺乏，不利于产后恢复。少吃生冷食物（如冰激凌、冰镇饮料、凉拌菜等）。哺乳的产妇要有适量盐分摄入，但要忌食味精、麦芽、麦乳精、大麦茶。

07 ▸ 患有甲状腺结节就不能吃海带了吗

甲状腺内的肿块统称为甲状腺结节，是最常见的一种甲状腺病症。其病因复杂，与放射性物质接触、自身免疫、遗传、碘摄入等因素有关。严重碘缺乏可引起地方性甲状腺肿，但碘摄入过多同样会引起甲状腺疾病。因此，甲状腺结节患者的饮食应根据甲状腺结节的不同情况采取相应的饮食方案。

如果是毒性弥漫性甲状腺肿（Graves病）伴发甲状腺结节，需要严格忌碘饮食，食用无碘盐，禁食海带、紫菜、海鱼、贝类及其他海产品。

如果是桥本甲状腺炎伴发结节则需要低碘饮食。大量摄入高碘食物会加重炎症反应，进而加重甲状腺细胞的破坏，所以不主张进食高碘食品，如海带、紫菜、虾皮等。

如果结节是能分泌甲状腺激素的高功能腺瘤，也就是行甲状腺ECT检查所谓的"热结节"，需要严格忌碘，以免增加甲状腺激素的合成，使甲状腺功能亢进的症状加重。

如果是无功能结节，也就是说对甲状腺功能没有影响，化验检查甲状腺抗体阴性，饮食上无须刻意忌口。

08 ▸ 想补钙，又怕得肾结石怎么办

很多人补充钙剂的时候害怕补充太多会得肾结石，或者得了肾结石后不敢再补钙，害怕结石会变大。那事实是否真的如此呢？

肾结石形成的主要原因是草酸钙，与血钙并无直接关系。饮食上尽可能减少植酸、草酸、磷酸的摄入，多数蔬菜、咖啡、果汁中均含有此类物质，它们容易与钙结合形成草酸钙结石，沉积在肾脏内，加快肾结石形成。平日里可改变烹调方法，如蔬菜焯水可去掉部分植酸，减少此类风险。

钙元素对于骨骼健康和整体代谢至关重要，特别是对于老年人和绝经后的女性。通过常规膳食摄入肉类和牛奶等钙来源并不会增加肾结石的风险。事实上，膳食中的钙可以通过结合草酸盐来降低肾结石的风险。因此，即使是患有肾结石的患者也不需要在日常饮食中避免富含钙的食物。另外，摄入钙补充剂（钙片）会使肾结石的风险增加 20%。补充剂中高浓度的钙可以导致血钙水平显著波动，增加尿钙排泄，从而增加肾结石的风险。因此，在已经通过饮食摄入足够的钙时，服用钙补充剂时要小心谨慎。

09 ▸ 女性得了子宫肌瘤，还能不能喝豆浆

子宫肌瘤是女性常见妇科病，许多女性确诊后不敢喝豆浆，害怕肌瘤越来越大甚至恶变，那么患有子宫肌瘤到底能不能喝豆浆呢？

子宫肌瘤是一种良性肿瘤，它的发病确实和雌激素相关，如果口服含雌激素的避孕药、高激素污染的食物或情绪抑郁是会引起体内雌激素的升高，会增加子宫肌瘤的发病风险。

豆制品含有植物雌激素，也就是我们熟知的大豆异黄酮，它与人体内的雌激素结构虽然相似，但是它的活性只有人体雌激素活性的千分之一到万分之一，所以适量食用豆制品是不会导致子宫肌瘤变大。相反，每日适量摄入豆制品可补充优质蛋白质，这有益于我们的健康。

得了子宫肌瘤，建议不吃或少吃富含动物性雌激素的食品，如雪蛤、燕窝等。合理、清淡的饮食可以帮助调节内分泌代谢。还要注意

子宫肌瘤一定要定期复查,必要时需及时治疗,以免延误病情。

10 ▸ 医生说的"清淡饮食"要怎么吃

肠胃不好、手术过后、大病初愈,医生的嘱咐里面总会有一条是"清淡饮食"。大家对"清淡饮食"存在着不少误区,如荤腥不吃、油盐不进等极端做法,非但不利于营养均衡,还会导致体质下降,让人更容易被疾病侵袭。

什么样的饮食才算清淡饮食呢? 可以参考以下五个原则。

(1)控制油盐糖的摄入量,调味少辣。成人每日摄入盐的量不超过 5 g 包括味精、鸡精、酱油、豆酱等调味品。添加糖的每日摄入量控制在 50 g 以下,最好不超过 25 g,包括白砂糖、冰糖、红糖、甜点、果葡糖浆等。每日摄入的油量应控制在 25～30 g,减少油炸食品的摄入。此外,过辣容易刺激消化系统,让人遭受口腔溃疡、便秘等问题。

(2)常用蒸煮烹调。多采用快炒、清炖、清蒸、白灼等方式,最大限度保留食物的原味和营养。学会多种食材搭配,例如,肉类最好和低脂、高纤维的菌藻类食材共同烹调,可减少脂肪和胆固醇在体内的吸收。

(3)吃肉以"白""瘦"为主。肥肉、五花肉脂肪含量较高,容易影响心脑血管健康,应以瘦肉为主。与畜肉相比,鱼、禽类等白肉脂肪含量相对较低,不饱和脂肪酸含量较高,特别是鱼类,对预防血脂异常和心脑血管疾病等有重要作用。需要提醒的是,吃鸡、鸭肉时要去皮,否则会增加脂肪摄入。

(4)既要喝汤也要吃肉。很多人喜欢煲骨头汤、鸡汤、鸽子汤等肉汤给大病初愈的患者补充营养。骨头中确实含钙,但是大多数钙都被"锁"在骨头里,骨头汤中钙含量其实很低,而且不易被吸收,所以喝骨头汤补钙并不靠谱。食用肉汤时如果仅仅喝汤不吃肉的话,营养含量和蛋白质很少,脂肪却很多,会使人因为过于油腻影响消化。另外,痛风患者、糖尿病患者、体弱的老年人不宜喝浓肉汤。

清淡饮食是相对于"肥甘厚味"而言,应建立在食物多样化的基础上,合理搭配营养。科学的清淡饮食有助于保持健康,尤其是患有高血脂、肥胖、胃肠疾病、心脑血管疾病及手术后的患者。

11 ▸ 减肥过程中的常见陷阱

现如今,减肥是大家特别关心的话题,甚至成了很多人的口头禅。为了减肥,很多人更是用尽了各种方法,但是在减肥的过程中,往往存在一些误区,导致我们事倍功半,以下陷阱,你中了几个?

(1)不吃糖类减肥。靠不吃糖类的方式来减肥,并不是个好方法。我们身体每天维持大脑功能、心脏、肌肉,以及各个细胞功能运作所需能量的 70% 来自糖类。葡萄糖缺乏后,身体会动员脂肪、蛋白质分解代谢,这个过程会产生大量酮体,轻则恶心、呕吐,重则引发酮症酸中毒危及生命。

(2)被忽视的"热量炸弹"。说到高热量食物,大家所熟知的通常就是含高油、高糖、高脂肪的三大类食物。但其实生活中还有一些食物,吃起来不甜不油,容易被忽视,但其实都是隐藏的热量炸弹,如蔬菜脆片、沙拉酱、粗粮饼干、无骨鸡爪等。还有一些高热量的水果,如椰子、牛油果、榴莲、鲜枣等也要适量摄入。日常生活中大家要重视食物的热量,学会查看食物的营养成分表。

(3)将水果榨汁喝。和新鲜水果相比,果汁制作过程中去掉了其膳食纤维和残存在果渣内的矿物质,维生素 C 受到氧化也有很大的损失。将水果榨汁饮用很容易摄入过量糖分,不仅不能起到减肥作用,还会产生营养素吸收利用率降低、血糖波动剧烈的后果,非常不适合减肥和三高人群饮用。

12 ▸ "小酌"也伤身

俗话说："小酌怡情，大酌伤身"，甚至还有喝红酒可以软化血管降血压的说法。但事实真是如此吗？著名医学期刊《柳叶刀》上的最新研究提出：15～39岁年轻人群的酒精安全摄入量为零，饮酒可能增加各种健康问题的风险。对于年龄大于40岁且没有基础疾病的人群来说，每天适量喝酒（5～10 g）可能有益于降低糖尿病、心血管疾病、卒中等患病风险。但是酒精摄入被证实至少与食管癌、肝癌、结肠癌等7种癌症的发病风险升高有关。也就是说，只要喝酒，疾病风险就要高于那些不喝酒的健康人！

而所谓的喝酒软化血管的说法，也只是美好的幻想而已。这个说法来源于红酒中的成分白藜芦醇，白藜芦醇可以有一定程度的抗血小板凝集的作用。但是1 L葡萄酒中白藜芦醇的含量仅有1 mg，其所产生的作用微乎其微，远远超过酒精带来的危害。此外，酒后很多人会选择喝绿茶解酒。但是，绿茶中含有的咖啡因和酒精相互作用会刺激胃黏膜，导致胃炎甚至胃溃疡的发生。

13 ▸ 咖啡香浓，可不要贪杯哦

咖啡是世界上非常流行的饮品之一，以提神醒脑、预防心血管疾病著称。研究表明，比起完全不喝咖啡的人群，喝过滤咖啡的男性心血管死亡风险降低12%，女性心血管死亡风险降低20%，但是每天饮用超过6杯咖啡，患上心脏病风险反而会比一般人高最多22%。同时应注意不要在短时间内喝太多，应适当拉长时间间隔。

除了饮用量要注意，咖啡怎样冲泡也很有讲究。与过滤咖啡相比，大量饮用未过滤咖啡（每天6标准杯）会提高低密度脂蛋白胆固醇水平，进而导致心血管疾病患病风险增加。过滤后的咖啡可以使咖啡中升高胆固醇的成分浓度减少30倍左右。因此,咖啡使人清醒,清醒的人也要抱着清醒的态度喝咖啡。

注意:咖啡杯数的计算方法是指所含的咖啡因量,一般来说一杯(230 mL 左右)咖啡的咖啡因含量在 70~140 mg。

14 ▸ 碱性食物能防癌抗癌吗

不知从什么时候开始,开始流传一个关于碱性食物与癌症两者相关传说。"酸性体质是百病之源""多吃碱性食物能抗癌防癌"的说法不胫而走。那事实是否真的如此呢?

健康人的血液是呈弱碱性的,pH 是 7.35~7.45。体液的酸碱度正常是体内各种细胞完成自己使命的前提。从医学的角度讲,"酸性体质是百病之源"是完全不成立的。靠吃碱性食物或者喝苏打水并不能改变人体的酸碱度。人体有强大的酸碱度调节功能,任何物质进入我们的体内,只会在非常短的时间内改变我们血液中的酸碱性(pH)。但是这种改变很快就会经过我们的呼吸、肾脏进行有效的调节,来保持体内正常的酸碱范围,健康正常的人不会出现所谓的过酸或过碱的情况。

因此,任何食物都不能引起机体酸碱平衡的失调,一味迷信"碱性食物能抗癌"的说法而长期依照碱性食谱去进食,非但起不到抗癌防癌的神奇功效,甚至有可能导致身体营养失衡,进而诱发各种疾病。

15 ▸ 益生菌制剂可以长期服用吗

消化不良来点益生菌,便秘来点益生菌,腹泻来点益生菌,增强免疫力也能来点益生菌。益生菌真的这么管用吗? 能不能长期服用?

导致肠道菌群失衡的原因大多是我们日常饮食和起居中各种不良生活习惯。益生菌是否有效取决于人体的肠道屏障,当肠道屏障健康的时候,益生菌是有益的,但当这道屏障受到损害时,益生菌就会像有害细菌一样通过受损肠道屏障逃逸到人体内致病。因此,不建议在正常情况下长期服用益生菌制剂,尽量通过自身调节机体内肠道菌群,可以适当调节饮食结构,食用蔬果酸奶,通过按摩腹部等被动运动,促进肠道蠕动。平衡膳食,劳逸结合,养成良好的生活习惯和规律对于肠道菌群平衡和健康十分重要。

(黎婉钰)

二十二、健康心理，幸福人生

01 ▸ **心情对我们的健康重要吗**

现代社会，人们对自己的身体健康越来越重视，饮食、健身、保健品五花八门为自己的身体健康保驾护航。但心情对身体健康的影响却往往被大众忽略。人们不禁会问：心情好不好和身体健康有什么关系？

其实早在古代，智慧的中国人民就发现了心情和身体健康的关系。中国最早的医学典籍《黄帝内经》中就提出了"七情学说"，指的是"喜""怒""忧""思""悲""恐""惊"这七种情绪和人体疾病的关系，并指出了情绪和五脏的联系："喜伤心、怒伤肝、忧伤肺、思伤脾、恐伤肾。"

现代的医学各项研究也逐渐证明了情绪对身体健康的影响。比如说现在常见的心血管疾病——冠心病，已经被证实和"A型行为"相关。"A型行为"指的是"雄心勃勃、竞争性强，易于激动、好争执，敏捷、缺乏耐心，语声洪亮和时间紧迫感"，我们可以回想一下身边如果有冠心病的患者，是不是有上面的特点？再举个典型的例子——胃溃疡，这种常见的疾病很大程度上受到情绪的影响，日常生活的重大变故、工作负担过重、家庭矛盾多都常常是引起胃溃疡发生的重要原因；并且，研究还发现，溃疡病患者的性格多数工作认真负责、有较强的进取心、易怨恨不满、常压抑愤怒等心理特点。

不止如此，我们生活中常听到的疾病：高血压、糖尿病、哮喘、偏头痛、神经性皮炎、慢性荨麻疹包括我们最怕的"癌症",都和情绪问题密切相关,有些和长期的紧张有关,有些和遇到急性的重大事件有关,有些和自身的性格有关,但相同的是,在我们苦恼地问自己怎么会得这个病的时候,可能都和被忽略的自身情绪有些关系。

心理健康就像一把"保护伞",保护着我们身体中各个"零件"正常的运转,"保护伞"破了,我们得及时发现和修补它,不能等到身体损害才懊悔不已。

02 ▸ "心情密码"到底由谁掌握

"我心想""心里害怕""心爱的人""让人心痛"……一直以来,我们赋予了"心"很重要的地位,这些想法、担忧、爱和感情似乎都是"心"里发出来的。事实上,"心脏"虽然是个非常重要的器官,提供的却是泵血的功能,不能带给我们这么多丰富的感受,这些爱、恨、情、愁都是人体的司令部——"大脑"带给我们的。

大脑的不同部位各司其职,有些部位负责情绪、有些部位负责理性思考,从先后顺序上来说,负责理性思考的大脑皮质是发育更晚、更为高级的部位。当我们遇到事情时,大脑感知到这些刺激信号后,首先到达的是相对较近的负责情绪的蓝色部位,到达负责理性思考的黄色部位则相对较晚一些。所以,我们可能首先感受到的是恐惧、害怕、紧张、喜悦、开心这些情绪,而后才能开始冷静思考我们应该怎么做。虽然情绪是我们的第一反应,但也不是完全不受控制,聪明的大脑皮质在收到刺激信号后进行一番思考加工,再次对情绪发出指令,这时候,我们就获得了相对理性的情绪了(图11)。

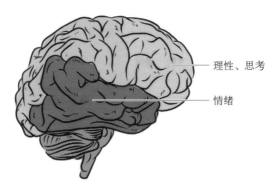

理性、思考

情绪

图 11　大脑皮质不同部位的功能

03　▸　睡眠是情绪的"温度计"

很多人有睡眠的问题,有的入睡很困难;有的则半夜醒来很难再睡着;有的睡眠很浅很轻,一点声音就能惊醒;有的则整晚多梦,醒来一身疲惫。我们经常寻找各种帮助自己睡眠更好的方法,比如睡前喝牛奶、泡脚、吃酸枣仁、褪黑素等,却少有人想到,睡不好也许和自己的情绪有些关系。

最近如果工作发生了变动、压力变大、家里遇到事情、第二天有重要的会议等,都会是我们睡不好的导火索。虽然到了睡觉时间,但大脑似乎还踩不了刹车。遇到一些应激事件,也会让我们的警觉性增高,大脑司令部时时刻刻处于警觉的状态,也会让睡个好觉变得困难。如果情绪长期处于紧张、焦虑或低沉、闷闷不乐的状态,也常常会出现睡不着、早醒、多梦等各种情况,甚至于在我们没有意识到自己情绪出现了"小感冒"的时候,睡眠就早早向我们报告,提醒我们关注自己的情绪问题了。

老王今年退休了,却变得忧心忡忡,原来2个月前的一天晚上,老王突然出现了胸闷、心慌,感觉心脏快要从嗓子眼里蹦出来了,把老王和老伴都吓坏了,赶紧拨打了120。到急诊检查了一番,医生却说没什么大问题。没想到,过了几天,老王又出现了相同的情况,胸闷的感觉让老王非常害怕,以为自己得了心肌梗死,吓得浑身出汗、发抖,急急忙忙跑到医院,结果和上次一样,检查一切正常。老王埋下了心病,十分害怕再次发生这种情况,不让老伴离开自己半步,也不敢独自出门,生怕再次胸闷的时候没人救自己。而且吃饭不香、睡不好觉,以前每天下午去公园下象棋也完全提不起兴趣了。

老伴为老王挂了心血管科的专家门诊,专家给老王检查后建议老王到医院心理门诊去看看。老王和老伴都觉得奇怪,这心脏病怎么去看心理门诊呢?老王甚至有些生气,我这么难受,这个专家是当我有"神经病",装出来的嘛!心理医生耐心地听完老王叙述自己的病情、疑惑和愤怒,对老王的生活各方面情况进行了了解,并做了全面的心理评估后,告诉老王:"你得的是'焦虑症',心脏不舒服的感觉也是焦虑症的一种症状,每次出现的胸闷和心慌正是焦虑症引起的!"服用了针对焦虑症的药后,老王的病情逐渐好转了,再没出现胸闷、心慌的情况,脸上也有了笑容,能像往常一样去公园下棋了。老王知道了:"心脏病"原来也可能是焦虑引起的。

其实,不止表现为心脏的症状"胸闷、心慌、心悸",很多其他部位的症状,比如"气短、呼吸困难""小便频繁""头晕、头痛""恶心、腹泻"都有可能是情绪问题引起的,如果反复到医院就诊检查却查不出问题,可以想想是不是情绪发生了"小感冒"(图12)。

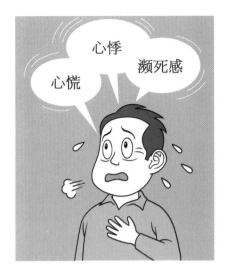

图 12　焦虑症的常见表现

05 ▸ "忍一时乳腺增生"是真的吗

肿瘤至今仍然是威胁人类生命的难题,虽然医学越来越发达,人们仍然"谈癌色变"。网上有传言:"忍一时乳腺增生,退一步卵巢囊肿。"虽然是句开玩笑的话,但也反映了人们已经开始意识到情绪对肿瘤的影响了。早在公元 2 世纪,古希腊医生加仑就发现:抑郁质的妇女较性格开朗者更易患乳腺癌。后续的很多研究都表明,许多癌症患者病前有着长期不正常的心理状态,比如精神紧张、忧郁;也有很多病前经历了负性生活事件,比如亲人的去世等。

除了经历的事情,对待生活事件的态度也与肿瘤的发生有关,比如癌症患者可能以消极应付为主,而积极应付为主的人可能患癌症的可能性会小一些。也有专家提出,癌症患者的性格特征为"C 型性格",表现为过分耐心、回避冲突、过分合作、屈从让步、负性情绪控制力强、追求完美等。所以,在日常生活中,我们应当积极维护自身的心理健康，适度的宣泄、娱乐，遇到事情，积极处理不良情绪，不要让坏情绪久积生疾。

06 ▸ 改善情绪，是不是"不去想"就好了

遇到不顺心的事情，总有人劝我们，"不要去想它""想开点就好了"。就像王阿姨，最近炒股票输了钱，非常郁闷，虽然老伴没有责怪自己，但她仍觉得赔了养老用的钱，拖累了老伴。朋友劝王阿姨，"财去人安乐""钱财身外物""想开点吧"，王阿姨虽然也知道这个道理，但是很难做到真的不去想，白天做饭、做家务时还好，晚上睡觉时总是想这件事，睡不着觉，不得不吃点安眠药才能睡着。

情绪就像是个"叛逆"的孩子，常常不听我们的话，当我们感觉烦恼、紧张、恐惧、害怕时，越是告诉它："不要去想，不要紧张"，甚至责怪它："怎么这么没用""这点事也紧张、害怕""怎么老是去想"的时候，可能会适得其反。不如温柔地告诉它："紧张、害怕都是正常的反应""遇到事难免会去担忧"，可能是一种更好的方式。

07 ▸ 情绪不好真的只能靠自己调节吗

常言道："心病还需心药医。"这句话让很多人觉得情绪问题，只能靠自己调节。这给陷在烦恼中的人无形中增加了更大的压力，甚至有人觉得被情绪困扰是软弱无能的表现。

事实上，如前文所说，人的各种情绪，"喜、怒、忧、思"都是自然产生的，我们首先要做的是接纳这些情绪，更不要因此而自责。就像湖面上随风而起的涟漪，风停后湖面自然逐渐恢复平静，我们要允许这些情绪的"波澜"出现，接受它。如果一味地制止、压制，结果适得其反，湖面只能掀起更大的波澜。

除了接纳，我们还能做些什么应对不良的情绪呢？首先，最推荐

的是运动。很多人现在都知道运动对身体健康的作用,改善心肺功能,让身体获益良多。但不为众人所知道的是,运动对情绪和睡眠的改善作用也已肯定。运动起来就像启动了发动机,能够让大脑产生一些改善情绪的物质,使我们获得能量感,提升情绪,减轻焦虑,获得放松的感觉。其次,我们还做一些放松训练,比如"渐进式肌肉放松术""腹式呼吸训练"等,放松身体各个部位的肌肉,通过心身交互作用的,让情绪也获得放松。另外,"正念冥想"也是比较推荐,简单易操作的方法。最重要的是,如果情绪已经影响了正常的工作和生活,尝试上述方法改善仍有限,应当及时向专业人员求助,比如心理健康热线、各心理咨询机构、大中小学校配备的心理咨询老师,综合医院的心理科、心身科、精神科门诊,各地专门的精神卫生服务中心等。

08 ▸ 什么时候需要向医生寻求帮助

心理疾病在我国被认识的时间比较晚,很多人对心理、情绪、精神方面的问题缺乏了解。即使出现了这方面问题,很多人不能识别,有的人知道是情绪方面的问题,但是不知道可以寻求专业的帮助,也不知道去哪里寻求帮助。

有几个重要的不良信号:第一,经常睡眠不好,每晚仅能睡 2～3 小时,或者凌晨 2～3 点醒来不能再入睡;第二,没胃口,体重明显减轻,甚至达到 5kg 左右;第三,长时间地不想出门、不想说话,几乎每天都不做什么事;第四,频繁的身体各种部位不舒服,经常到医院各个科室检查,没有什么特别的异常结果;第五,经常心慌或者胸闷、出汗等,或者胃肠不适感,反复的躯体治疗没有明显改善;第六,频繁地有"活得没意思""不如死了为好"之类的念头,如果曾经有过伤害自己的行为则更加需要引起注意。这些信号都提示我们需要去专业心理科医生处咨询、评估,是否有情绪方面问题的可能性。

09 ▸ 医生开的药会把我吃"傻"吗

心理疾病不仅不被大家认识,更有"污名化"的因素。很多人戴着有色眼镜对待患有心理疾病的人,把他们当作"神经病""脑子不正常"的人看待。这也成为有情绪问题的人寻求帮助的阻碍。对待心理医生开的药,很多人自然也会认为:"这是治神经病的药""会把脑子吃坏""会把人吃傻"。

事实上,对于一般性的情绪问题,医生用的药是一些改善情绪、减轻焦虑等方面的药物,一般而言,不良反应都比较小。和大多人认为的治疗精神疾病的"抗精神病药物"完全不是一个种类。如果对药物担忧较多,应该将自己的顾虑如实地告诉医生,医生会根据情况针对性地解释或者调整治疗方案。到底是否需要药物治疗,应该和医生充分地讨论,根据自己的情况而定,而不应将药物治疗这条有效的途径堵死。

10 ▸ 面对肿瘤,应当如何调节自己的情绪

听到确诊肿瘤的消息,患者心理一般会经过休克期、否认期、愤怒期、沮丧期这几个阶段,随着不断的检查、治疗,情绪也会随之波动,有的人会长期伴随抑郁、焦虑等情绪。

作为患者,要想完全客观理智地看待自己的病情可以说非常困难。首先,应当尝试接受自己情绪不如从前的事实,可以向家人、朋友倾诉自己内心的感受。虽然患者本人常有"说了也不能解决问题""反而增加别人的负担"等顾虑,但我们要意识到,家人和朋友是非常重要的社会支持,在困难的时候寻找支持是非常重要的,倾诉内心的感受可以使情绪得到舒缓。其次,如上文所述,可以增加一些户外活动、体育运动等改善情绪,也可以做一些自己真正喜欢、有兴趣的事

情,即使是短暂的愉快感,也会给自己注入正能量,增加与疾病抗争的筹码。最后,如果感到自己难以承担,应当及时寻求专业的帮助,心理治疗、合适的药物会提高生活质量,甚至改善疾病的预后。

作为家属,可以给予患者适时的关注,既给予患者独处的空间,也在他需要时给予倾听和支持。家属需要意识到一点:患者更多只是倾诉自身的焦虑情绪,在回应时,可以表达自己的理解、支持和自身的感受,无须因为不能解决实际问题而烦忧。另外,应当在可能的情况下尽量维持患者既往的生活习惯和社会功能,比如可以做适当的家务、外出购物、散步等,这样既能帮助患者渡过难挨的时光,也能让患者有一些价值感,从感受上体会到生活没有发生巨变。最后,家属也应当从侧面观察患者的情绪变化,如果出现上文叙述的情况,吃不下、睡不好,身体出现不舒服却查不出原因,悲观消极比较明显等,应当及时寻求医生的帮助。

（钱洁）

二十三、体检那些事

01 ▸ **身体正常时做体检是花冤枉钱？不舒服时做体检才最划算**

健康体检是指通过医学手段和方法对受检者进行身体检查，了解受检者健康状况、早期发现疾病线索和健康隐患的诊疗行为。身体正常并不代表一切健康，一些疾病的早期并无自觉症状，外观也看不出异常，比如早期胃癌、早期肠癌、早期甲状腺癌等，大部分都是通过体检发现的，体检的好处在于可以早筛出潜在的致病因子或功能异常，从而早发现、早诊断、早治疗，将疾病消灭于萌芽状态，提高生活质量和预后，尤其是早期癌症的发现，发现一例，挽救一个家庭，因此体检的支出是非常必要和划算的。当我们身体出现不舒服时，往往提示身体亮红灯了，可能已经处于疾病的急性发作期或者疾病的晚期了，这个时候应该到专科就医做针对性的医学检查，其所花费医疗费用昂贵，预后却相对较差。

02 ▸ **体检项目如何选？项目是否越多越好、越贵越好**

健康体检内容大致分为两类，基本体检项目和专项体检项目，也被称为"1+X"。"1"是指基本体检项目，包含健康自测问卷、体格检查、实验室检查和辅助检查四个部分。体格检查包括身高、体重、血压、腰围、脉搏、内外科检查、眼科、耳鼻喉科、口腔科、妇科等。实验室检查包含三大常规(血常规、尿常规、粪便常规),生化检查(肝功能、肾功能、血脂、血糖、尿酸、甲状腺功能),细胞学检查(主要指的是宫颈脱落细胞检查)。辅助检查主要包括心电图、胸片、超声检查等。"X"指专项体检项目,主要针对不同年龄、性别、慢性病风险的个体进行专项筛查。

体检项目当然不是越多、越贵就越好,而是选择适合自己的最好,建议在专业人士的指导下,除了基本项目之外,依据自己的年龄、性别、生活及饮食习惯、职业特点、家族史、既往史等有针对性的添加个性化项目,制订适合自己的最佳体检套餐,比如男性体检者,有高血压、糖尿病、高脂血症病、吸烟史,体检时就需要添加心脑血管疾病筛查项目如心脏彩超、颈动脉彩超、冠脉 CTA、颅脑磁共振等。

03 ▸ 健康体检需要年年做吗

1947 年美国医药协会首次提出了"健康体检"的概念,并郑重建议:35 岁以上的健康人应每年做一次全面的体格检查。随着物质生活水平的提高,大众健康意识也不断提升,现在提倡各年龄段均应每年体检,不过每年的体检项目可根据个体情况适当调整。

04 ▸ 体检的大致流程是什么

(1) 个人健康体检、入职体检、从业人员体检等,先到体检中心办理体检咨询、项目确认手续后收费,然后缴纳体检费,按顺序去各体检科室逐项检查。

(2) 事先预约的单位及个人体检者先到体检中心服务台领取导检单或体检表后开始逐项检查。

(3) 体检者尽量先完成空腹项目[如抽血及腹部 B 超、碳 13

(C13)呼气试验、电子胃肠镜等〕,然后完成需要憋尿的检查项目(如妇科彩超、前列腺彩超等),做完后留尿样送检,最后做其他非空腹项目。

(4)特殊体检项目如磁共振、CTA、MRA、PET - CT、胃镜、结肠镜等检查需提前办理预约手续。

(5)个别大型仪器设备不在体检中心的体检项目(如:CT、磁共振等影像学检查),由服务台联系并引导。

(6)体检完毕后将导检单或体检表交服务台,核定体检项目是否齐全,并告知取报告时间。

05 ▸ 体检前的准备工作大有学问

许多体检项目受饮食、运动、生理周期、疾病及药物等因素影响,体检者如果不注意避开这些影响因素势必会导致一些体检结果出现异常,影响医生判读,容易误诊。以下内容详细介绍体检前需要做的准备工作及注意事项。

(1)验血前的饮食学问

1)体检当日要求空腹(即禁食)至少 8 小时以上,但不超过 16 小时,因为过度饥饿容易出现血糖偏低、血清胆红素升高。检查血糖前一天应尽量少食高糖食物,尤其是老年人,新陈代谢慢,为保证检查结果的准确性,最好在检查前两天就不要进食高糖食物了。高糖食物有冰糖、麦芽糖、红糖、黑糖及荔枝、西瓜等。高糖食物摄入可能会出现血糖生理性增高。

2)检查血脂、肝功能的前 3 天不吃高脂肪、高蛋白质食物,老年人对脂肪、蛋白质的代谢速度相对较慢,在进食高脂肪、高蛋白质食物 72 小时后,体内还会有一些脂肪和蛋白质没有完全被代谢,检查时可能会出现肝酶指标增高,甚至出现高脂血症的结果。另外,肝功能检查前 24 小时内禁止饮酒,否则会影响肝功能检测结果。为保证结果的准确性,抽血前 3 日也不宜刻意安排素食,基本跟平时饮食习惯一样就行,以免掩盖血脂真实水平。

3) 检查肾功能前 3 天不大量进食高蛋白质食物。尿素氮和血肌酐是检测肾功能的重要指标,这两项检查同样会受到饮食的影响,特别是尿素氮,在大量蛋白质摄入后,其在血液中的含量将明显增加,血肌酐值也会升高。为排除饮食的影响,查肾功能前 3 天应当避免大量进食高蛋白质食物。

(2) 大、小便检测的学问

1) 检查尿常规前 24 小时内不过量或过少饮水。正常情况下成人每日应摄入 1500～2500 mL 的水,一昼夜的尿量为 1000～2000 mL。如果喝水过多,使尿液稀释,尿的比重下降,当尿的比重低于 1.010 时,就会造成肾脏功能不好的假象。反之,如果喝水过少,尿液浓缩,不但尿比重增高,尿中的一些细胞(如白细胞、红细胞等)含量也会增加,会造成肾脏灌注不足及泌尿系统感染的假象。

2) 大便检查注意事项:大便检测前 3 天不宜吃各类动物血、动物肝脏或者服用含铁药物,也不宜大量食用含叶绿素的蔬菜如菠菜,以及含铁丰富的桂圆、葡萄、红枣等,以免干扰试验结果,出现假阳性,误以为胃肠道出问题了。

(3) 做心电图、脑血流图注意事项:在 24 小时内,酒精可使血流加速、心跳加快,甚至诱发心律不齐或心律失常。脑血流图会出现脑血流加快,造成脑血管狭窄的假象。因此,做心电图、脑血流图检查前 24 小时内一定要禁酒,以免造成误诊。

(4) 超声检查注意事项:腹部 B 超检查应空腹,目的是减少进餐后食物对超声影像结果的判断,只要检查当日不吃早餐即可。做泌尿系统及生殖系统(即肾、输尿管、膀胱、前列腺、子宫及其附件)B 超检查时,须憋尿,使膀胱充盈后才能进行。程度以按压小肚子恰好能忍住尿意为好,无须憋到感觉一按就会尿出来的程度。

(5) 胃镜检查前注意事项:为了清楚地看到胃黏膜,需要检查前一天进食少渣易消化的食物,胃镜检查前 8～10 小时禁食,4 小时禁水,以免做胃镜时受刺激引起恶心,呕吐胃内容物堵塞咽喉引发窒息。

(6) 肠镜检查前注意事项:前一天少渣饮食或流质饮食,按医生要求服用泻药,直至肠道全部排空,最后一次大便排泄物是淡黄色接近清水样。

(7) 慢性病特殊人群注意事项:高血压、心脏病、高脂血症等需要长期服药的慢性病患者,一般可以按常规服药,无须停药,少量清水送服。糖尿病患者请随身携带降血糖药,空腹项目结束后,吃早餐并按常规服药。

(8) 眼科、耳鼻喉科检查注意事项:女士请勿化浓妆,会影响医生对疾病的判断。为了避免干扰眼科检查,体检当日请勿佩戴隐形眼镜。体检前应对口腔、鼻腔、外耳道等处自我进行清洁,不清洁容易使一些疾病漏诊。

(9) 着装注意事项:尽量穿方便穿脱的衣服,因为 B 超、胸片、心电图检查需解开衣服,所以女士最好不要穿连衣裙、连裤袜和中长筒靴,男士不要系领带。尽量不要穿带金属纽扣(或金属拉链)的衣服,女士当天不要穿带金属托的内衣,以免胸片或胸部 CT 产生伪影,影响结果的判读。

(10) 女性受检者注意事项。如果要做妇科检查及超声,注意请避开经期,最好在月经结束后满 5 天,检查前 2 天避免性生活、阴道灌洗,妇科检查前排空小便。妊娠、可能妊娠或正在备孕的女性,提前告知医务人员受检时勿做含辐射的相关检查(如 X 线、CT、PET - CT 和其他放射性同位素等检查)。以下情况不宜做妇科检查:月经期或月经干净未满 5 天者或月经前 1～2 天者;产后未满 3 个月者;人流术后未满 1 个月者;宫颈激光、微波、宫颈环形切除术后未满 3 个月者。

(11) 其他注意事项:体检前两日避免剧烈运动和锻炼,以免影响部分验血结果,尤其是肌酸激酶和转氨酶容易出现生理性增高,会误以为是心脏和肝脏出了问题。一些维生素、激素类药物、避孕药等都可能影响结果,体检前建议停药,如果不能停药,要记录用药情况,告知医生,以便医生恰当地评估检验结果。

06 ▸ 体检前需要告诉医生病史吗

体检前一定要向医生如实告知既往史、家族史,以便医生根据个人情况制订个性化套餐,有重点地进行健康检查,若刻意隐瞒病史导致遗漏重要的检查项目反而自误健康。

07 ▸ 体检抽血真的会造成贫血吗

一次体检大约抽几管血,一般不超过 10 管,一管血大概 2~5 mL,最多不超过 50 mL,并不会对人体健康产生不良影响。成人的血液占体重的 7%~8%,一个体重为 60 kg 的成人总血量 4 200~4 800 mL,所以说体检抽的血量相对于人体总血量只占极小比例,不会造成贫血。

08 ▸ 未婚女性也需要做妇科检查吗

未婚女性分两类,一类有性生活史和一类无性生活史。未婚女性不代表没有妇科疾病,如果没有性生活史,可以选择白带常规、子宫附件 B 超,不做内诊(阴道镜、经阴道 B 超检查),以免损伤处女膜。有性生活史的女性,不论是否结婚,常规妇科检查都可以做,建议每年做一次。

09 ▸ 切除子宫后就不需要做宫颈 TCT(液基薄层细胞检测)吗

子宫切除术分为全切术和次全切除术,后者是保留宫颈的,因此还有患上宫颈癌及阴道端癌的风险,因此仍需每年接受宫颈 TCT 检查。

10 ▸ **CT 和 X 线检查都有射线辐射,体检最好不做这些检查吗**

单次 CT 或 X 线的射线辐射量极小,CT 辐射高于 X 线,但不至于伤害身体,像胸部 CT 和胸部 X 线检查都是排除呼吸系统疾病的重要检查,假如因为担心射线伤害而放弃该体检项目,失去早期发现疾病的机会,那就十分可惜。一年一次的体检,其辐射微乎其微,不过频繁的 CT 或 X 线检查可能对身体造成伤害,年轻人无基础疾病的,CT 或 X 线检查阴性的,可以根据实际情况隔两年查一次,年纪大的或体检结果阳性需要随访的,建议半年到一年复查一次,体检要避免讳疾忌医,同时也要避免过度检查。

11 ▸ **为什么每次去医院体检测血压就会高,在家测都正常**

这种情况很常见,很多人误以为是家里的血压计不准或者医院测量有误,其实这种现象称为"白大衣高血压",主要是因受检者见到医生产生不自主的紧张情绪所致,同时多伴有心率加快。这种情况属于假性高血压。我们可以做 24 小时动态血压监测排除假性高血压,也可以选择在家放松状态下,多次测量血压得出血压的真实值。另外,检查前保持正常饮食,不要喝酒、熬夜,以平常心面对体检,以免引起血压假性增高,误以为高血压,只要心态平和,血压就能反映你的真实水平。

很多人拿到体检报告觉得字都认识,放在一起就看不懂了或者看到结论中含有敏感字眼如"肿""瘤""结节"等,心生恐惧,以为自己得了绝症,焦虑不安,彻夜难眠,或者看到化验报告上箭头多,担心自己身体不健康,坐卧不安。其实一次体检报告上指标异常并不代表一定有病,指标正常也不代表一定没病,不能仅凭异常指标诊断疾病,还需要结合临床症状综合分析判断,因此当您看到自己的体检报告里有异常指标时,不要焦虑,很多指标的升高或降低可能并无实际临床意义。在这里,我们把常见体检项目的重要指标的临床意义做个简要总结,仅供您参考,帮助您快速读懂体检报告,减少不必要的紧张情绪,深度解读还需找专业医生进行,切记不要把自己的结果完全对号入座。

(1)血常规化验结果怎么看?血常规有二十多项指标,但是医生一般主要看其中六个指标:红细胞、白细胞、血红蛋白、中性粒细胞、淋巴细胞、血小板,只要这几项没有箭头就不要特别担心,其他的指标有箭头,一般也不是什么大问题。

1)红细胞及血红蛋白:一般情况下,红细胞和血红蛋白的意义基本相同,生理性增多常见于高山地区居民,病理性增多见于先天性心脏病或严重脱水如剧烈吐泻、大汗等,还可见于真性红细胞增多症。减少往往提示机体贫血,也可见于部分老年人和妊娠中晚期妇女。

2)白细胞及中性粒细胞:妊娠后期,剧烈运动或劳动后、饱食后、高温或严寒,白细胞及中性粒细胞可暂时性升高。病理性的增多主要见于各种急性感染、急性中毒,当白细胞异常升高,要警惕白血病、骨髓增殖性肿瘤及恶性实体瘤可能。白细胞及中性粒细胞减少常见于感染、血液系统疾病、放射线物质损伤,以及苯、铅、汞等化学物质性损伤等。

3）血小板：血小板超过 $400×10^9/L$，为血小板增多。血小板增多症见于一些血液病或急性感染、某些癌症，明显减少见于血液病、肝硬化或女性生理期。

4）淋巴细胞：其升高常见于病毒感染相关疾病，如麻疹、水痘、风疹、病毒性肝炎等。减低常见于药物影响、反射线损伤、免疫缺陷等。

如果出现红细胞、白细胞、血小板（俗称三系）均明显减少提示可能存在血液再生障碍，一定要去血液科找医生看病。

（2）血糖化验结果怎么看？体检抽的都是空腹血，这里的血糖指空腹血清葡萄糖，正常人群参考值 3.9～6.1 mmol/L。生理性升高见于高糖饮食、剧烈运动、情绪激动等；病理性升高常见于糖尿病，当空腹血糖大于 7.0 mmol/L 时，建议到内分泌科就诊排除糖尿病。生理性降低见于饥饿、长期剧烈运动、妊娠期；病理性降低见于使用过量降糖药物、急性肝炎、肝癌等。HBA_{1C} 可反映近 2～3 个月的平均血糖水平，用于筛查和预测糖尿病，HBA_{1C} 水平在 5.7%～6.4% 为糖尿病高危人群，预示进展到糖尿病前期阶段。该指标还可用于评价糖尿病控制程度，$HBA_{1C}<7\%$ 说明糖尿病控制良好，增高则提示近 2～3 个月血糖控制不良。HBA_{1C} 愈高，血糖水平愈高，病情愈重。

（3）肝功能化验结果怎么看？反映肝功能的主要有三个指标：丙氨酸氨基转移酶（也称谷丙转氨酶）、天门冬氨酸氨基转移酶（也称谷草转氨酶）、白蛋白。

丙氨酸氨基转移酶和门冬氨酸氨基转移酶是检测肝功能的两个重要的肝酶指标，可反映肝细胞的损害程度，增高可见于各种疾病所致的肝细胞损害。如过量饮酒、服用某些药物、各种类型肝炎、胆汁淤积，其他疾病如急性心肌梗死、心力衰竭所致肝脏淤血都可以引起肝酶增高。

白蛋白：水平增加常见于严重失水而致的血浆浓缩。水平降低见于营养不良、慢性炎症与慢性感染、慢性肝脏疾病、自身免疫性疾病、肾病综合征等。

（4）肾功能化验结果怎么看？肾功能主要看三个指标：肌酐、尿素氮、尿酸。

1）肌酐：其升高常见于急慢性肾衰竭。老年人或消瘦者肌酐可偏低，一旦肌酐上升，要警惕肾功能衰竭。

2）尿素氮：高蛋白质饮食可引起生理性增高，病理性增高见于肾功能损害、急性传染病等。

3）尿酸：轻度尿酸增多因高蛋白质饮食所致，不需要治疗；明显增高见于血液、恶性肿瘤继发痛风或长期使用利尿剂引发痛风、痛风性肾病等，需肾内科就诊，予以药物治疗。

（5）血脂化验结果怎么看？血脂主要看四个指标：总胆固醇、三酰甘油、低密度脂蛋白、高密度脂蛋白。

总胆固醇的持续升高是导致动脉粥样硬化的重要因素，也是引发心脑血管疾病的重要原因。

三酰甘油的水平和饮食密切相关，高脂饮食可导致三酰甘油水平增高。

低密度脂蛋白是冠状动脉粥样硬化的主要脂类危险因素，人们俗称的"坏"胆固醇，它的增高和冠心病、脑卒中的关系最密切。心脑血管疾病危险程度越高的人，其低密度脂蛋白胆固醇水平需要控制得越低。

高密度脂蛋白和低密度脂蛋白作用相反，它是保护心脑血管的脂蛋白，俗称"好"胆固醇，它的水平越高越好，低了反而易患心脑血管疾病。

（6）肿瘤标志物高了，是不是得了肿瘤？体检中如果出现肿瘤标志物偏高，一定不要害怕，因为虽然它被命名为"肿瘤标志物"，但并不是说该指标高了，你就一定得了肿瘤，需要动态观察指标的变化趋势，如果明显高于正常范围或进一步呈上升趋势，建议专科进一步完善相关性检查，排除患肿瘤可能。即使肿瘤标志物都正常也不能完全排除你没有得肿瘤，肿瘤标志物只是帮助我们筛查部分恶性肿瘤，它的特异性和敏感性不是百分之百。体检常见的肿瘤指标有甲胎蛋白(AFP)、癌胚抗原(CEA)、糖链抗原19-9(CA19-9)、癌抗原125(CA125)、前列腺特异性抗原(PSA)。

1）AFP：是原发性肝癌的重要检测指标，也可见于病毒性肝炎、睾丸癌、畸胎瘤、卵巢癌，妊娠3～4个月至分娩前3周等。

2）CEA：广谱性肿瘤标志物，特异性不高，很多肿瘤都可以引起该指标增高，主要见于胰腺癌、结肠癌、直肠癌、胃癌、乳腺癌、肺癌等。

3）CA19-9：胃、肠、胰腺、胆道等消化系统肿瘤标志物，尤其是胰腺癌早期，特异性高达95%，敏感性达到80%～90%。

4）CA125：生理状态下，妊娠早期(3个月)也可升高。对卵巢上皮癌的早期诊断和复发诊断敏感性高，对于卵巢癌的诊断有较大临床价值，其他可见于宫颈癌、乳腺癌、胰腺癌、肝癌、结肠癌、肺癌、子宫肌瘤等。

5）PSA：轻度升高见于前列腺增生、前列腺炎，PSA异常升高或动态复查过程中呈升高趋势要高度警惕前列腺癌可能。

（7）尿常规结果怎么看？尿常规主要看五个指标：尿蛋白、尿白细胞、尿隐血、尿糖、尿酮体。

1）尿蛋白：正常人群为阴性。生理性蛋白尿见于剧烈运动、发热、寒冷、精神紧张等，为一过性蛋白尿。病理性蛋白尿见于各种肾脏及肾外疾病，如各种肾炎、高血压、糖尿病、系统性红斑狼疮等，多为持续性蛋白尿。

2）尿白细胞：正常人群为阴性。阳性见于泌尿系统感染，如急性肾小球肾炎、慢性肾炎、肾盂肾炎、多囊肾、急性膀胱炎、肾结核等。

3）尿隐血：正常人群为阴性。阳性见于肾炎、肾结石、肾结核、膀胱炎等。

4）尿糖：正常人群为阴性。阳性常见于血糖控制不佳或服用某些降糖药物如达格列净的糖尿病患者。慢性肾炎、肾病综合征可出现肾性尿糖。服用维生素C可导致假阳性。

5）尿酮体：正常人群为阴性。阳性见于糖尿病性酮症、长时间饥饿、剧烈运动、腹泻等。服用双胍类降糖药可引起尿酮体阳性。

（8）体检报告里的高频术语

1）随访：对体检发现轻微的病情常采用的办法，指情况不严重，不必马上去医院，但是症状加重出现变化就应去就诊。比如 B 超体检发现甲状腺结节，几个毫米大小良性结节，不影响周围组织器官，暂时不需要特殊治疗，医生就会建议随访，短期随访 3～6 个月一次，长期随访 1 年一次。

2）进一步检查：体检发现检查结果有异常又不能确定病变的性质，建议进一步深入检查。

3）进一步诊治：明确身体出现问题，应到医院相应科室进行治疗。

4）定期复查：指某个体检项目存在异常，可能随时间变化而有新的变化，需要定期到医院复查，以便前后对比，确定病情。

（9）体检报告里出现的这些异常结果，要紧吗？

1）增生：可以简单理解为过度生长，良性增生大多数不致命。比如乳腺增生、前列腺增生等，一般都不需要药物治疗，虽然癌变风险小，但仍有癌变可能，需定期复查，预防良性疾病癌变可能。

2）结节：常见如肺结节、甲状腺结节等，大多数为良性，但需要定期随访，有癌症家族史的在医生指导下跟踪随访。

·肺结节：良性结节多数无分叶，边缘可有尖角或纤维条索等，周围出现纤维条索、胸膜增厚等征象则常提示结节为良性，但仍需定期随访，跟踪大小、形态变化，如果短期内突然增大，出现分叶、毛刺或胸膜凹陷症，或生成血管，多考虑为恶性肿瘤，尽快至专科医院就诊。通常单个肺结节直径≤8 mm 者：建议在 3 个月、6 个月、12 个月和 24 个月进行 CT 随访，无变化者随后转为常规年度随访。肺结节直径＞8 mm 者，专科就诊。

·甲状腺结节：大多数体检发现的甲状腺结节为良性，B 超根据其恶性程度分为 5 级,简称 TI‑RADS 分级。TI‑RADS1 类,患者只需常规体检,无须处理结节;T‑RADS2 类,恶变可能为 0,常规随访即可;TI‑RADS3 类,多指不典型良性结节,意味着恶性风险小于 2%;TI‑RADS4 类,表示可疑恶性的结节,4 类结节又具体分为 4a(低度可疑)、4b(中度可疑)和 4c(高度可疑),恶性风险依次增高,应尽快甲状腺外科就诊进一步明确结节性质;TI‑RADS5 类,代表超声高度提示恶性结节,恶性率 > 90%,这类结节建议尽快手术治疗。

·乳腺结节:根据"乳腺影像报告及数据系统(BI‑RADS)"标准,乳腺改变分 0～6 个级别。

BI‑RADS 1 类和 BI‑RADS 2 类:定期筛查,无需特殊处理。

BI‑RADS 3 类:① X 线检查评估为 3 类病灶:建议 6 个月后对患侧乳腺进行乳腺 X 线复查,第 12 个月和 24 个月时对双侧乳腺进行 X 线复查。如果病灶保持稳定,可继续随诊;2～3 年随访无变化者,可以降为 BI‑RADS 2 类;如随诊过程中病灶缩小或消失,可降级为 BI‑RADS 2 类或 BI‑RADS 1 类;如随诊过程中病灶有可疑变化,应考虑活检明确病理性质。② 超声评估为 BI‑RADS 3 类病灶:建议 3～6 个月后行超声随访复查。如 2 年随访无变化,可降级为 BI‑RADS 2 类;如随诊过程中病灶有可疑变化,应考虑活检明确病理性质。

BI‑RADS 4A 类:密切观察病灶变化,必要时可活检明确病理性质。

BI‑RADS 4B、4C 和 5 类:推荐进行活检明确病理性质。

BI‑RADS 0 类:评估不完整,需要与以前检查对比并建议重新检查或进行其他影像检查,以综合评估。

3)血管瘤:体检报告中常见的是肝血管瘤,这是一种常见的肝脏良性肿瘤,一般不癌变,没有症状,定期随访。

4)错构瘤:错构瘤是一种良性肿瘤,极少恶变,发生在肺为肺错构瘤,发生在肾为肾错构瘤,大多无症状,定期随访即可,如果长得比较大,对周围脏器形成压迫则需要手术切除解除压迫症状。

5）囊肿:体检报告中常见的是肝囊肿、肾囊肿、卵巢囊肿,囊肿不是传统意义上的肿瘤,是较常见的良性疾病,大部分都比较小,无须治疗,定期随访就可以,如果长得比较快或者伴有其他疼痛不适等症状,可以考虑手术治疗。像肝囊肿或者肾囊肿直径在5cm以下的一般不需要治疗,直径>5cm或者伴有疼痛不适等症状的,及时到外科就诊,可以考虑做手术或者介入等方式治疗。

6）息肉:常见的有胃息肉、肠息肉、胆囊息肉,通常体积小的息肉不易发生癌变,定期复查即可,一旦直径超过1cm,建议及时切除防止癌变可能。

7）脂肪肝:一般无自觉症状,大多数都是体检发现,常见于肥胖的体检者,通常不严重,控制体重,清淡饮食,避免高糖、高淀粉食物,增加运动即可,如果脂肪肝合并肝酶升高进展为脂肪性肝炎就比较严重,要到消化内科专科治疗随访。

8）阳性/阴性:阳性结果代表所要检查的某些病原体、抗原、抗体,或者一些物质存在。如果是阴性,就代表检验的东西不存在,如要检查尿蛋白、尿糖、大便隐血,如果是阳性就代表存在这些物质,如果是阴性代表不存在。另外,还可跟相应病原体的感染有关,例如,乙肝表面抗原阳性,提示乙肝病毒感染,需要积极治疗。乙肝表面抗体阳性,就是代表对乙肝病毒有免疫能力,是好的结果。如果乙肝两对半全阴,则表示对乙肝病毒无免疫力,需要注射乙肝疫苗促使人体产生乙肝抗体保护机体免受乙肝感染。所以阳性的结果未必都是不好的结果,阴性的结果未必都是好的,视具体情况而定。

（10）B超提示胰腺显示不清,这表示胰腺出问题还是医生技术不行? 胰腺位置较深,超声能否看清楚受很多因素影响,进行胰腺检查之前通常需要空腹8小时以上,如受检者空腹时间过短,胃肠胀气,过于肥胖、皮下脂肪层太厚等,都可能造成胰腺显示不清,并非医生技术不好。当患有急性胰腺炎、胰腺占位性病变等,在进行B超检查时,也可能会出现胰腺显示不清的现象,必要时还需进一步行CT或磁共振检查,有助于明确有无病变。相似的情况还见于男性前列腺、女性子宫及附件能否看清,与憋尿是否充分密切相关。所以也请受检者理解,尽量配合医生检查,不要急于查完走人,应按提示充分做好检前准备。

13 ▸ 为什么有人年年体检,发现癌症时已经是晚期

健康体检不等于防癌体检。防癌体检属于专业性的肿瘤筛查。健康体检虽然也能检查出一部分癌症早期患者,但由于不是专业性肿瘤筛查,因此很容易出现"漏网之鱼"。从严格意义上讲,并没有专门的防癌体检,大多数体检项目都直接、间接和癌有关,都可能有助于发现癌。有些肿瘤,如乳腺癌、宫颈癌等,可通过常规体检早期发现,有些肿瘤常规体检难以查出,如胃癌、淋巴癌,要有针对性且深入排查。对于有癌症家族史的、年龄大于40岁的,建议加入个性化筛查项目如胃肠镜、腹部 CT 等,必要时 PET - CT,有针对性地排查。

14 ▸ 体检没发现大病就万事大吉了吗

很多人重视体检过程,却忽视了体检结论,认为只要没有发现肿瘤,不是大病,就万事大吉,觉得血压高一点、血脂高一点、血糖高一点那都不是事,体检完了,抽烟、喝酒、熬夜,生活照旧。殊不知,任何疾病都是量变到质变的过程,如果及时调整,会恢复健康,反之,则会加剧。即使体检结果没有异常也不代表身体是健康的,大部分的体检指标只是根据疾病而设置的标准而非健康标准。指标正常,只能说明身体达到及格标准,因为有一些处于量变过程还未达到质变的功能性疾病,很可能检测不出,此时身体就处于亚健康状态。因此一定要关注体检报告中的"临界值",定期随访复查,重视体检结论后面

的健康建议和指导。纠正不良的生活方式,远离影响健康的危险因素,定期健康体检,做到未病先防、已病防变,切实做好个人的健康管理,防患于未然。这才体现健康体检的真正内涵。

（徐芬）

［1］ 安徽省健康体检质量控制中心,中国科学技术大学附属第一医院(安徽省立医院)健康管理中心. 健康体检机构服务规范[J]. 健康体检与管理,2022,3(1):4-14.

［2］ 陈佳良.基于舌诊的 NAFLD 预测模型建立及磁共振肝脂肪含量相关性研究[D].北京中医药大学,2020.

［3］ 陈晓蓉.体检前的准备及注意事项[C]//第二届中国健康管理科技发展论坛暨2011年广东省医学会体检医学/健康管理学学术年会论文集. 2011:280-281.

［4］ 程妍,张彦,余星,等.《2021年改善心血管健康饮食指南》解读:适合中国人群的健康饮食模式[J].实用心电学杂志,2022.31(3):153-156,162.

［5］ 葛均波,徐永健,王辰.内科学[M].9版.北京:人民卫生出版社,2018.

［6］ 国家心血管病中心国家基本公共卫生服务项目基层高血压管理办公室,国家基层高血压管理专家委员会.国家基层高血压防治管理指南2020版[J].中国医学前沿杂志(电子版),2021,13(4):12.

［7］ 黄军祥,王允,庞智.胆囊息肉恶变危险因素及治疗策略的研究进展[J].国际消化病杂志,2022,42(1):13-17.

［8］ 黎风,邵鑫,何梅,等.咖啡与脑卒中风险的剂量-反应 Meta 分析[J].中国循环杂志,2020,35(05):505-511.

［9］ 李文婧,卢祖洵.我国健康体检现状与思考[J].中国卫生事业管理,2008,25(5):351-352.

［10］ 李晓芳,张小艳,徐俊荣,等.不同类型肠息肉临床病理特征及术后复发

危险因素分析[J].中国实验诊断学,2021,25(1):34-39.

[11] 沈松杰,孙强,黄欣,等.中国女性乳腺癌筛查指南(2022年版)[J].中国研究型医院,2022,9(02):6-13.

[12] 沈迎,张瑞岩,沈卫峰.稳定性冠心病血运重建策略进展——2018中国稳定性冠心病诊断与治疗指南解读[J].心脑血管病防治,2019,19(02):107-111.

[13] 覃姝媚,徐杨.胃息肉临床诊治研究进展[J].中南大学学报(医学版),2020,45(1):74-78.

[14] 唐梅,杨凡.母乳喂养与儿童单纯性肥胖的研究现状[J].中华妇幼临床医学杂志(电子版),2022,18(03):269-274.

[15] 万学红,卢雪峰.诊断学[M].9版.北京:人民卫生出版社,2018:329-331.

[16] 夏明锋,卞华,高鑫.从非酒精性脂肪肝到代谢相关性脂肪肝命名变化的思考[J].中华糖尿病杂志,2020,12(07):445-450.

[17] 谢幸,苟文丽.妇产科学[M].8版.北京:人民卫生出版社,2013:251.

[18] 宣风琦,王祖禄.《中国心血管病一级预防指南》解读[J].临床军医杂志,2022,6(50):551-553.

[19] 杨宝峰,陈建国.药理学[M].9版.北京:人民卫生出版社,2018:119-121,157,361.

[20] 张文武.急诊内科学[M].4版.北京.人民卫生出版社,2017.

[21] 赵运昇.高血压病的危害及预防和治疗[J].光明中医,2017,32(05):728-729.

[22] 郑荣寿,张思维,孙可欣,等.2016年中国恶性肿瘤流行情况分析[J].中华肿瘤杂志,2023,45(3):212-220.

[23] 中国肺癌防治联盟,中华医学会呼吸病学分会肺癌学组,中国医师协会呼吸医师分会肺癌工作委员会.肺癌筛查与管理中国专家共识[J].国际呼吸杂志,2019,39(21):1604-1615.

[24] 中国老年保健医学研究会老年内分泌与代谢病分会,中国毒理学会临床毒理专业委员会.老年人多重用药安全管理专家共识[J].中国全科

医学,2018,21(29):3533－3544.

[25] 中国营养学会.中国居民膳食指南:2022[M].北京:人民卫生出版社,
2022:9－11.

[26] 中华人民共和国国家卫生健康委员会.宫颈癌诊疗指南(2022年版)
[EB/OL].(2022－04－11)[2022－10－01].http://www.nhc.gov.cn/
yzygj/s2911/202204/a0e67177df1f439898683e1333957c74/files/361f086
b71214c4e8336fa7d251dc020.pdf.

[27] 中华人民共和国国家卫生健康委员会.乳腺癌筛查工作方案[EB/OL].
(2022－01－18)[2022－10－01].http://www.nhc.gov.cn/fys/s3581/
202201/cad44d88acca4ae49e12dab9176ae21c/files/8bb19eea375f4edf80d9
d01a1030d053.pdf.

[28] 中华人民共和国国家卫生健康委员会.乳腺癌诊疗指南(2022年版)
[EB/OL].(2022－04－11)[2022－10－01].http://www.nhc.gov.cn/
yzygj/s2911/202204/a0e67177df1f439898683e1333957c74/files/c001a73d
fefc4ace889a1ea6e0230865.pdf.

[29] 中华人民共和国国家卫生健康委员会医政医管局.胃癌诊疗指南(2022
年版)[J].中华消化外科杂志,2022,21(09):1137－1164.

[30] 中华医学会,中华医学会临床药学分会,中华医学会杂志社,等.血脂异
常基层合理用药指南[J].中华全科医师杂志,2021,20(1):29－33.

[31] 中华医学会超声医学分会浅表器官和血管学组,中国甲状腺与乳腺超
声人工智能联盟.2020甲状腺结节超声恶性危险分层中国指南:C－
TIRADS[J].中华超声影像学杂志,2021,3(30):185－200.

[32] 中华医学会呼吸病学分会肺癌学组中国肺,癌防治联盟专家组.肺结
节诊治中国专家共识[J].中华结核和呼吸杂志,2018,41(10):763－
771.

[33] 中华医学会健康管理学分会,《中华健康管理学杂志》编辑委员会.健康
体检基本项目专家共识(2022)[J].中华健康管理学杂志,2023,17(9):
649－660.

[34] 中华医学会消化病学分会胃肠动力学组,功能性胃肠病协作组.中国慢

性便秘专家共识意见(2019,广州)[J].中华消化杂志,2019,39(9):
577-598.

[35] 中华医学会心血管病学分会,中华心血管病杂志编辑委员会.急性ST
段抬高型心肌梗死诊断和治疗指南(2019)[J].中华心血管病杂志,
2019,47(10):766-783.

[36] GBD 2020 Alcohol Collaborators. Population-level risks of alcohol
consumption by amount, geography, age, sex, and year: a systematic
analysis for the Global Burden of Disease Study 2020[J]. Lancet,
2022,400(10347):185-235.

[37] Li J, Zou B, Yeo Y H, Feng Y, et al. Prevalence, incidence, and
outcome of non-alcoholic fatty liver disease in Asia, 1999 - 2019: a
systematic review and meta-analysis [J]. Lancet Gastroenterol
Hepatol, 2019 May;4(5):389-398.

[38] Sung H, Ferlay J, Siegel R L, et al. Global Cancer Statistics 2020:
GLOBOCAN Estimates of Incidence and Mortality Worldwide for 36
Cancers in 185 Countries[J]. CA Cancer J Clin, 2021,71(3):209-249.

[39] Usui Y, Taniyama Y, Endo M, et al. Helicobacter pylori, Homologous-
Recombination Genes, and Gastric Cancer. N Engl J Med. 2023;388
(13):1181-1190.